70歳の壁を越える食べる力

口の中をきれいに丈夫に整えて、病気と老化に負けない体をつくる

栗原 毅

栗原 丈徳

JN079217

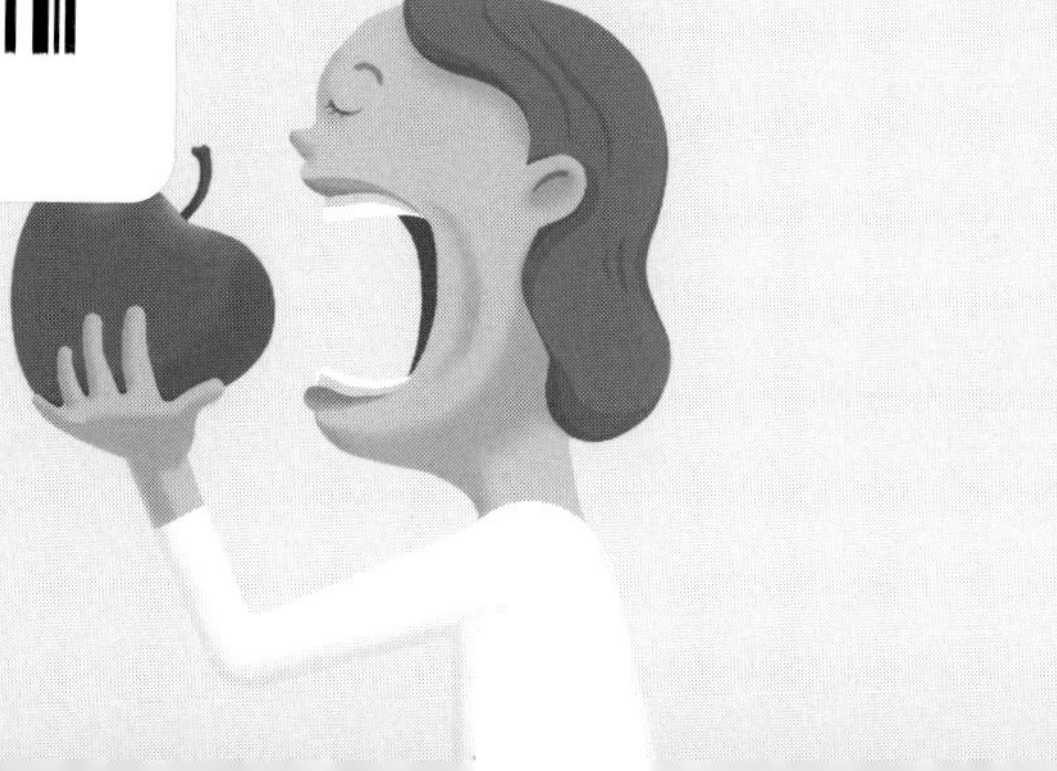

X-Knowledge

はじめに

日本人の平均寿命は、いまや男性81・47歳、女性87・57歳（2021年）。長生きが当たり前の時代になりました。

でもいくら寿命が延びても、健康への不安なくいつまでも元気で過ごしたいですね。そのために必要な力の1つに「食べる力」があります。

食べるのは毎日やっていること。特別な力は必要ないという人がいるかもしれません。でも年をとると食が細くなって体が衰えていく人たちがたくさんいます。食べられなくなれば、栄養が摂れなくなって、寝たきりになることもあります。

その分かれ道は年齢でいうと、70歳前後だと私たちは考えています。70歳の壁を超えて元気に生きていくためには、食べる力を落とさないことが大事なのです。

食べる力でもっとも大事なのは、食べものの入り口である「口」です。口の中には食べものを噛み砕く歯があり、食べものを味わう舌があり、さまざまな働きをする唾液を分泌する唾液腺があり、食べものを飲み込むのどがあります。これらを合わせて「口腔《こうくう》」といいます。口腔は体の中でとても重要な器官の1つですが、その割には重要さを知っている人が多くありません。

意識的に歩く生活を心がけないと足腰が衰えていくように、口腔も何もしないでいると衰えます。口腔機能が衰えると、食べる力もさることながら、しゃべる力も低下します。コミュニケーション力まで落ちてしまうのです。

こうした口腔機能の衰えは、近年「オーラルフレイル」と呼ばれ、医学や歯学の世界で大きな話題になっています。

「オーラル」は口腔、「フレイル」は「虚弱」という意味。口腔の衰えというのは、案外気づきにくいものですが、早めに対処しないと、70歳を過ぎる頃には、食べる力が一気に低下していくことになる可能性があります。

オーラルフレイルに対して、全身の虚弱は身体的フレイルと呼ばれます。これも高齢者医療の現場では今問題になっているのですが、大事なのはオーラルフレイルは、身体的フレイルよりも早く始まるということです。

逆にいえば、オーラルフレイルの予防は、身体的フレイルの予防、最終的には寝たきりの予防になるのです。本書ではオーラルフレイルをどうやって防ぐか、その具体的な方法を示しているので、ぜひ実践していただきたいと思っています。

人の体は食べたものでできています。食べることは生きることであり、日々の生活において重要な営みです。

ところが近年、食べることへの関心が薄れているような気がします。とりわけ顕著なのが、食べる時間がムダだと感じている人が増えていることです。

現代は趣味が多様化していて、やりたいことがいっぱいある時代です。だから食べる時間はできるだけ短くしたいという人が増えているのかもしれません。

またテレビやスマホを見ながらの、「ながら食べ」も増えています。こうした食事の仕方では十分な栄養が摂れないでしょう。

その理由は本書で詳しく説明しますが、食べ方をおろそかにすると、さまざまな病気を引き起こします。

具体的にいうと、肝臓病や糖尿病、心臓病などの発症リスクは、食べ方も大きく関係しています。また、がんや認知症にも食べ方は関わっています。

ではどういう食べ方をすれば、健康で長生きにつながるのでしょうか。その答えは実に簡単。よく味わいながらゆっくり食べるだけでよいのです。

ゆっくり食べないと食べもののおいしさは半減します。また、ゆっくり食べたほうが人生は豊かになります。お酒が好きな方なら、お酒を飲みながらゆっくり食べたほうが健康になれるのです。

といわれてもピンとこないかもしれませんが、本書ではその理由についても詳しく説明しています。それもまた「食べる力」というタイトルに込めた思いです。

食事を楽しみながら、70歳の壁を越えるために、食べる力を取り戻しましょう。それが私たちの願いです。

なお、本書は1章、3章、5章をおもに栗原毅、2章、4章をおもに栗原丈徳が担当していますが、基本的には全体を2人で議論しながらまとめたものです。

医学博士　栗原　毅
歯科医師　栗原丈徳

目次

第1章
老化は口の中から始まる

第2章

健康寿命を縮めるオーラルフレイル

第3章

オーラルフレイルから糖尿病や認知症に

第4章 食べる力がよみがえるオーラルケア

第5章 食べる力を高める生活習慣

装丁　田中俊輔
本文デザイン　平野智大（マイセンス）
編集協力　福士 斉
カバーイラスト　村上智行（テイク・オフ）
本文イラスト　小林孝文（アッズーロ）
編集　加藤紳一郎
印刷　シナノ書籍印刷

第1章

老化は口の中から始まる

マスクを外して鏡を見たら老け顔に！

2020年から3年間、人類はコロナ禍という未曾有の経験をしました。20年4月7日には緊急事態宣言が発出され、それにともなう外出自粛で、人々は巣ごもり生活を始めることに。家族以外の人とはほとんど会うことがなくなり、歓楽街の灯も消えました。

それから、何度か感染の波の揺り戻しがあったものの、23年5月8日、新型コロナウイルス感染症（以下、コロナ）は、2類から5類に法的位置づけが変わり、季節性インフルエンザや風邪と同じ扱いになりました。事実上、コロナは収束したことになり、人々はようやく以前の日常を取り戻しつつあります。

もうマスクをつけるのもつけないのも自由です。そこで、久しぶりにマスクを外して、自分の顔をじっと眺めてみたら、あれ？　前より顔老けてない？　と驚かれた方はいませんか？

こうした経験は女性に多いのではないかと思います。マスクが外せるようになったので、コロナ禍のときはしていなかった顔の下半分のお化粧を念入りにしようと鏡を見たら、ほうれい線が目立っていたり、頬がたるんで見えたり、あるいは表情が乏しくなったと感じたことはないでしょうか。

人間は常に表情をつくることを無意識に行っていますが、表情というのはとても大事です。笑ったり、怒ったりするには、表情筋と呼ばれる顔の筋肉群を動かさなければなりません。

コロナ禍以前は無意識に表情筋を動かしていたのに、コロナのマスク生活で顔の下半分が隠れると、表情筋を無理して動かす必要がなくなりました。

人間関係を円滑にするため、そんなにおかしくなくてもニッコリ笑ったりするときがありますが、そのときに表情筋が動いています。

でもマスクをして、自分の表情が相手に伝わらないことがわかっていれば、笑うために口角を上げる必要はありません。する必要がないのですから、わざわざめんどうなことはしないでしょう。

筋肉は使わないと衰えます。コロナの外出自粛にともない、高齢者の足腰の筋力低下が進む傾向が見られましたが、顔の筋肉も同じです。

表情をつくることを3年も怠っていたら、顔の筋肉は衰えます。その結果、豊かな表情がつくれなくなり、だらしない顔になってしまった。これが老けて見える原因の1つではないかと思います。

人としゃべらない生活がノーマルに

外出自粛のような行動制限を、初めての経験だと思っている人もいると思いますが、実は一部の人たちは、コロナ前から経験しています。

それはリモートワーク（在宅勤務）をしていた会社員です。19年4月に働き方改革関連法が施行されて以降、在宅勤務を推進する企業が増えていました。コロナはその流れを加速しただけであって、リモートワークの増加は遅かれ早かれ予想できたことなのです。

会社に通勤する生活と在宅勤務の生活の一番大きな違いは何でしょう。それは人との会話が極めて少なくなることです。仕事の合間の同僚との雑談や、ランチのおしゃべり、仕事が終われば飲み会に行ったり、カラオケでストレスを発散することもあったでしょう。リモートワークでは、そんな機会がほとんどありません。

リモートワークでの業務連絡はほとんどメールが中心で、たまにビデオ会議があるくらいなので、以前と比べると会話をしている時間が大幅に少なくなります。

人々の生活から会話が失われると、どんなことが起こるのでしょうか。実はコロナ禍が始まる前から、私たち（栗原毅と栗原丈徳）はこのことを指摘してきました。

前述したように、会話するときは表情筋を動かしています。いうなれば、しゃべるという行為は顔の筋トレをしているようなものなのです。

マスク生活は筋トレの強度を下げていたといえますが、しゃべらない生活は、筋トレをまったくしてない状態だといえます。その結果、リモートワークが始まってから表情に乏しい顔になり、老け顔になったと感じた人もいるでしょう。

表情筋を使わない生活を続けていると、さらに困った問題が起こります。それは「食べる力」が物理的に衰えるということ。表情筋をはじめとする「口まわりの筋肉」

は「しゃべる」だけでなく、「噛む」と「飲み込む」を合わせた3つの機能を持っています。つまり会話の少ない生活を続けると、噛んだり、飲み込んだりする力も衰えるということです。

この3つの機能が、コロナ禍の3年間で、ずいぶん低下した可能性があると、私たちは考えています。コロナ禍のとき、会話も自粛するように呼びかけられました。レストランに行けば、「食事のとき以外はマスクをして会話は極力控えるように」という張り紙を目にしましたし、電車に乗れば「会話は極力控えるように」とアナウンスされました。

今でこそ、これらの会話はコロナ前に戻りましたが、この3年で低下した力を取り戻すのは簡単ではありません。とくに私たちが心配しているのは、65歳以上の高齢者と呼ばれる人たちです。

たまに話すと、ろれつが回らない

高齢者と会話していると、話している内容がよく聞き取れないことがあります。

いわゆる、ろれつが回らない状態。滑舌《かつぜつ》が悪いともいいますね。

滑舌には「舌」という言葉が使われていますが、舌は食べものを飲み込むための重要な器官であるとともに、きれいにしゃべるための器官でもあります。

舌は筋肉のかたまりです。ですから、しゃべらないでいると、舌の筋肉が衰えて、滑舌が悪くなってしまうのです。

早口言葉をやってみるとわかりますが、発音しにくい単語は、若い人でもろれつが回らないことがあります。

例えば、「東京特許許可局（とうきょうとっきょきょかきょく）」と3回続けてしゃべってみてください。

うまくしゃべれましたか。早口言葉はもともと発音しにくい言葉です。ですから、うまくしゃべれなくても舌の筋肉が衰えているとはいえませんが、これをスラスラしゃべれるように訓練しているのがアナウンサーや俳優、声優などの仕事をしている人たちです。みなさん滑舌よくしゃべるため、早口言葉をはじめとしたいろんなトレーニングをしています。そのくらい、きれいにしゃべるために舌は重要だということです。

近頃、家族から「えっ、何？」と何度も聞き返されるようになった人はいませんか？　もしかしたら、滑舌が以前よりも悪くなっているのかもしれません。

あるいは、以前は普通にしゃべられていた単語がうまく発音できない経験をして、「どうしたんだろう？」と不安に思った人がいるかもしれません。

こうした人は、舌や表情筋をはじめとする口まわりの筋肉が衰えている可能性があります。もしかしたら、食べる力も衰え始めているのかもしれません。

食事がおいしくないと感じるのは？

この本を読まれている方の中に、最近、食事がおいしく感じられないと悩んでいる人はいませんか？

その原因は唾液の分泌不足にあるのかもしれません。食べものを噛むと、味の成分が唾液に混ざります。この成分が舌の味蕾《みらい》（味を感じる器官）などに達することで、味を感じることができます。このように、食べものをおいしく味わうためには唾液が不可欠です。

一般的に、高齢になると味覚が鈍感になるといわれています。その理由の1つに唾液の分泌低下があります。

唾液の分泌低下にはさまざまな要因がありますが、口まわりの筋肉の衰えは、その大きな要因の1つです（シェーグレン症候群など病気が原因のケースもある）。

唾液の分泌量が少なくなると、口の中が乾いてきます。これをドライマウス（口腔乾燥症）といいます。

唾液には口の中の粘膜を潤して、粘膜を保護する働きがあるので、ドライマウスになると口内炎ができやすくなったりします。

また唾液の分泌が少なくなると、歯周病になりやすくなります。歯周病は成人が歯を失うもっとも大きな原因です。

第2章で詳しく説明しますが、歯周病で歯を失うと、食べる力はますます低下します。

また高齢になると、食べるときにむせる人が多くなります。むせるのは飲み込む力が低下しているサインの可能性があります。

食べものを飲み込むためには、まず食べものをよく噛んで唾液と混ぜ合わせ、食塊《しょっかい》（食べものの塊《かたまり》）をつくります。食塊ができると飲み込むための反射（嚥下《えんげ》反射）が起こり、食べものを飲み込むことができます。

ところが、唾液の分泌が少ないと、食塊がうまくつくれないので、味を十分に感じられなくなるだけでなく、うまく飲み込めず、むせやすくなってしまうのです。

牛丼やカレーライスが好きになる理由

高齢になると、食の好みが変わるといわれています。若いときは脂の滴るステーキが大好きだったのに、年をとったらお刺身などのあっさりしたものを好むようになったとか、そういった話はよく聞きますね。

加齢による食の好みの変化の1つに、牛丼やカツ丼、カレーライス、ラーメン、そば、うどんなど一皿（丼）で食べられるメニューを食べる頻度が増える人がいます。これらの食事の特徴は、食べやすいことと、炭水化物が多いことです。
牛丼やカレーライスは、よく噛まなくても食べられます。カツ丼も煮てやわらかくなっていますから、噛まなくても一気に食べられますよね。そばやうどんなどは、歯がない人でも食べることができます。

前述の口まわりの筋肉の3つの機能のうち、噛む力が衰えると、固いものを噛んで食べるのが無意識のうちにつらくなってきます。加齢とともに、ステーキなどを噛んで食べるのがだんだんめんどうになり、食べやすい炭水化物が中心のメニューに移行していく人が実に多いのです。

私たちの研究によると、現代人は炭水化物を摂りすぎています。これについては第3章で詳しく述べますが、現代人はそれほど炭水化物を摂る必要はありません。
こういうと、ダイエット法としてブームになった炭水化物制限ダイエットを思い浮かべる人がいるかもしれません。炭水化物は糖質と食物繊維を含む食べものなので、糖質制限ダイエットと呼ぶ人たちもいますが、両者は同じ考えです。しかし私たちの考え方はこれらとはまったく違います。

まず炭水化物（糖質）は、ヒトが体を動かすためのエネルギー源。生きていくために必要な栄養素の1つなので、極端に減らすことはできません。

その一方で、今の人たちは、40～50年前の人のようにたくさんのエネルギーを必要としません。家電の普及や肉体労働の減少などで、昔の人ほどエネルギーを使わなくても生活できるようになってきたからです。

エネルギーをたくさん必要としない人たちが、エネルギー（糖質）を摂りすぎると、今度は脂肪肝や糖尿病などの病気を引き起こします。

そこで私たちは、「適切な糖質量」というものを提唱しています。これについては、第3章で述べることにします。

ゆっくり食べないとたんぱく質不足に

年をとって食の好みが変わると、炭水化物が多くなる反面、たんぱく質が不足しがちです。ラーメンなどはチャーシューぐらいしかたんぱく源がありません。それだけでは明らかなたんぱく質不足ですね。

それに加えて、たんぱく質はゆっくり食べないと消化が悪くなります。唾液の中に消化酵素が含まれているからです。

唾液の消化酵素には、でんぷんを消化するアミラーゼやたんぱく質を分解するペプシンなどがあります。つまり、口の中で唾液が食べものと混ざり合うことによって、胃に入る前に消化が始まっているわけです。

ところが、前述したような一皿で食べられるメニューは、そんなに噛まなくても食べられるので、多くの人はあっという間に食べ終えてしまいます。つまり、早食いになりやすいメニューなのです。

早食いをすると、唾液による消化（たんぱく質などの分解）が十分行われません。ある程度分解してから胃に送らないと、胃の負担が大きくなり、胃でも十分に分解できないまま腸に送られます。

当然のことながら、これでは腸の負担も大きくなります。たんぱく質が十分分解されないまま、食べものが腸を素通りしてしまうのです。これでは、せっかく食べたたんぱく質が十分体に吸収されないことになります。

さらに高齢になると消化吸収能力が低下するため、若い頃と同じ量のたんぱく質を摂っても、効率よく筋肉にならないとされています。

もともと食事から摂るたんぱく質が少ない上に、早食いでたんぱく質の吸収が悪くなり、加齢による吸収能力の低下も相まって、高齢者はたんぱく質不足に陥りがちなのです。

高齢者のたんぱく質不足を解消するため、私たちは「お肉をもっと食べましょう」と、以前から提唱しています。しかし、それは簡単ではありません。高齢者がお肉を好まなくなる原因には、噛む力や飲み込む力の低下という理由があるからです。その結果として炭水化物が中心のメニューになっているのですから、お肉を食べるより前に、噛む力や飲み込む力を高めなければなりません。

たんぱく質不足で筋力が低下する

たんぱく質が不足すると、どんなことが起こるのでしょうか。たんぱく質はアミノ酸に分解されて、筋肉や血管など体をつくる材料になります。

とくに、たんぱく質不足で顕著なのは、筋肉量の減少です。高齢者が歩けなくなる原因の1つは、たんぱく質の不足なのです。

またたんぱく質は血管の材料でもあるため、不足すると血管が脆《もろ》くなって、脳出血を起こしやすくなります。

そのため、内科の問診（栗原毅）では、食事でたんぱく質が十分摂れているかどうかを必ず尋ねるようにしています。

さらにアルブミン（血清アルブミン値）も検査して調べます。この数値を見ることによって、たんぱく質が十分に摂れているかどうかがわかります。

アルブミンは一般的な血液検査に含まれている項目（健康診断では調べない）ですが、この数値に注目している医師は少ないように思います。

例えば、10万円を超す人間ドックを受けた70代の患者さんが、そのデータを持ってきたことがあるのですが、アルブミンは3・8g／dℓ（以下、単位省略）でした。しかし、アルブミンに関するコメント欄には何も書かれていません。

アルブミンの基準値は3・8〜5・3で、3・5以下になると「低栄養」とされています。低栄養というのは、たんぱく質が足りないという意味です。

この患者さんは3・8ですから正常範囲内だと思われるかもしれませんが、私たちの研究では、3・8は少ないといわざるをえません。

この患者さんは、夜中にトイレに何度も起きる症状（夜間頻尿）に悩まされていました。実はこの症状は、たんぱく質不足と無関係ではありません。

夜間頻尿が起こる原因の1つに、尿意をコントロールする骨盤底筋群と呼ばれる筋力の低下があります。

これを改善するため、泌尿器科などでは骨盤底筋群を鍛えるトレーニング法を指導します。しかしこの患者さんの場合、たんぱく質が不足しているので、トレーニングをしても筋肉がつかないのです。

理想的なアルブミンは最低でも、4・4はほしいところです。アルブミンについては第3章で詳しく述べますが、この症例からも、高齢者が全体的にたんぱく質不足の傾向にあることがわかります。

歩くのが遅いのはサルコペニアの証拠

コロナ禍で外出自粛が要請されていた時期は、みなさんは外をあまり歩かない生活をしていたと思います。

外出自粛が緩和されて、久しぶりに外を歩いてみたら、以前より歩くのが遅くなったと感じた人はいませんか？

後ろから歩いている人がどんどん自分を追い抜いていくとか、以前よりも目的地に着くまでの時間が長くなっているのなら、歩くための筋肉が弱っている可能性があります。

加齢とともに筋肉量が減少していく現象のことをサルコペニアといいます。サルコペニアは重力に抗う筋肉（抗重力筋）に多くみられるため、進行すると立ち上がりや歩行がだんだん困難になります。サルコペニアは、高齢者の活動量低下の大きな要因といわれています。

活動量が低下すると、ますます筋力の低下が進み、さらに活動量が低下するという悪循環に陥ります。

サルコペニアを進行させるおもな要因には、活動量の低下（運動不足）とたんぱく質不足（アルブミンの低下）があります。

コロナ禍では著しい活動量の低下で、サルコペニアのリスクが上がることを、専門医も指摘していました。

それに加えて、たんぱく質が足りないメニューばかり食べていることも、サルコペニアの進行に拍車をかけていると考えられます。

逆にいえば、サルコペニアを改善するには、運動だけでは不十分だということです。たんぱく質をしっかり摂らないと筋肉はつきません。そのためには、食べる力が必要というわけです。

食べる力の衰えで寝たきりに

食べる力には、噛む力や飲み込む力などがあります。いずれも舌を含む口まわりの筋肉がその力を支えています。

口まわりの筋肉も普段から使っていないと衰えます。ここの筋肉も運動不足にならないようにしないといけないのです。

一方、たんぱく質が足りない食生活をしていると、これも口まわりの筋肉を低下させる要因になります。口まわりの筋肉も足腰の筋肉も、弱らせないためにやるべきことは同じです。

さらに口まわりの筋力低下は、足腰をはじめとする全身の筋力低下よりも早く始まります。

足腰の筋力低下を感じている人は、口まわりの筋力も低下している可能性があります。つまり、筋力低下というのは、口まわりから始まって、それから全身の衰えが始まるということです。

口まわりの筋肉が衰えると、食べる力が弱ってきます。すると、たんぱく質などの栄養が十分摂れないので、全身の筋肉も衰えると同時に、食べる力はさらに衰えます。筋力低下と栄養不足の悪循環が始まるのです。

高齢で寝たきりになると、食べる力がすっかり衰えて、きざみ食やミキサー食でないと食べられなくなる人がいます。これは悪循環の結果、食べる力も歩く力も失われてしまったからです。

ただし、食べる力が衰え始めてから寝たきりになるほど全身が衰えるまでには、年単位での時間がかかります。

でも今から食べる力を衰えさせない対策をとれば、もちろん寝たきりを防ぐことはできます。それが本書の目的ですので、安心してお読みください。

「口から老化」とマスク生活

全身の老化よりも早く、口（口腔《こうくう》機能）の老化が始まることは事実であり、学術的な根拠もあります。

そこで私たちは、口から先に老いる現象のことを「口から老化」と呼ぶことにしました。

コロナ禍の3年間で、日本人は口から老化がかなり進んでいると考えられます。

そのもっとも大きな要因がマスク生活です。

冒頭でマスク生活を続けると、口まわりの筋肉が衰える可能性についてお話ししましたが、そのリスクは今後も続く可能性があります。

厚生労働省（以下、厚労省）は、23年3月13日から、マスクの着用については「個人の主体的な選択を尊重し、着用は個人の判断が基本」としました（ただし「感染拡大防止対策として、マスクの着用が効果的である場面などについては、マスクの着用を推奨」するとしている）。

しかし、コロナが2類から5類になったといっても、感染する人がいなくなったわけではありません。

とくに重症化リスクが高いといわれる人たちは、外してもよいといわれても、簡単には外せないという気持ちはわかります。

ただマスク生活を続けていると、口から老化を進めたり、体の不調の原因になったりすることは知っておいてよいと思います。

マスクをすると口呼吸になりやすい

呼吸は鼻で行うのが基本です。ところがマスクで鼻を覆うと、鼻呼吸がしづらくなります。鼻だけ出してマスクをする人がいるのは、呼吸が苦しいからでしょう。しかし鼻を出したら、感染防止効果はかなり下がります。

一方、きちんと鼻までマスクをしている人は、鼻呼吸では息苦しいので、知らないうちに口呼吸になっている人が多いようです。

人前で口を開けていたら失礼に当たりますが、マスクをしていれば口を開けても相手にはわかりません。そんなこともあり、マスクを着用している人は口呼吸になりがちのようです。

口呼吸の弊害はいろいろありますが、口から老化の観点からいうと、口の中が乾燥しやすいという問題があります。

呼吸のためにしょっちゅう口を開けていると、口の中は乾燥します。すると唾液が正常に分泌されていても、口腔内の粘膜を十分潤すことができなくなり、ドライマウスになってしまうのです。

前述したように、ドライマウスになると、歯周病のリスクも上がるなど、口から老化がより早くなる可能性があります。

それに加えて、マスク生活をしていると、口まわりの筋肉をあまり使わなくなるため、やはり口から老化の原因になります。これも冒頭でお話ししました。

頭痛や痛風もマスクが原因かも？

呼吸の目的は酸素を吸い込んで、二酸化炭素を吐き出すこと。人間は酸素がないと生きていけないので、呼吸によって酸素をつねに体の中に送り込まなければなりません。

ところがマスクをしていると、マスクの内側に二酸化炭素がたまります。酸素を吸い込もうとしても、マスク内の空気には二酸化炭素のほうが多いので、酸素が不足しがちになります。

体の中の酸素が少なくなると、体調悪化の原因になります。例えば、マスクを長時間していると頭が痛くなるという人がいますが、これは脳の血液中の酸素濃度が低下していることが原因かもしれません。

またマスクをしていると、お茶や水を飲むたびにマスクを外さないといけないので、知らないうちに水分を摂る機会が減ってきます。

水分不足になると、血液の粘度が高まり、いわゆるドロドロ血液になってしまいます。

コロナ禍に受診された患者さんの中には、尿酸値が上昇して高尿酸血症になっている人が多く見られました。

痛風は高尿酸血症により発症します。尿酸値は7・0㎎／dℓ（以下、単位省略）未満が基準値です。この値を超えると痛風発作を起こすリスクが上がります。また高尿酸血症になると、動脈硬化も進みます。

コロナ禍では、尿酸値が6くらいの患者さんは、すぐに7とか8くらいまで上がりました。

原因は水分不足です。水分を摂ると尿酸が尿から排出されやすくなるのですが、水分が足りないので尿酸値が上がるのです。

患者さんに「水分を摂っていますか？」と尋ねると、みなさん十分摂っていないと答えていました。

また水分不足でドロドロ血液になっていると、酸素が細胞に届きにくくなるので、免疫力も低下します。脳の血流が悪くなると、将来的に認知症を発症する可能性も否定できません。

さらにドロドロ血液になると、血管が詰まりやすくなるので、高尿酸血症で動脈硬化が進んでいると、心筋梗塞や脳卒中のリスクも高まります。

夏場の熱中症対策などで、最近は人前でペットボトルの水を飲んでも失礼に当たらない時代になりました。ドロドロ血液の予防という意味でも、よい生活習慣だったのに、マスク生活は時代を逆行させてしまったわけです。

今後もマスク生活がノーマルとして定着してしまうと、心筋梗塞や脳卒中、認知症などが増えるのではないかと心配しています。

「口から老化」は止められる

コロナ禍のマスク生活、そして電車やバス、飲食店などでの会話自粛などが重なって、口から老化が急速に進んでいます。

でも今ならまだ十分間に合います。口から老化を感じている人、まだ感じていなくても不安に思っているなら、本書で紹介する口から老化予防のための生活習慣を始めてください。

口から老化を止めるために必要なのは、まず食べる力を高めることです。また会話をするためのしゃべる力も重要です。そして次章で述べる歯の健康も大事です。

これらの対策をすることで、口から老化と、さらにそれに続く全身の老化も止めることができます。

第2章

健康寿命を縮めるオーラルフレイル

フレイルとは何か？

フレイルという言葉を聞いたことがありませんか？　フレイルとは、日本老年医学会が２０１４年に提唱した概念で、日本語では「虚弱」という意味です。

加齢とともに筋力や心身の活力が低下して、介護が必要になりやすい状態がフレイルで、健康と要介護の中間に位置づけられています。

第１章で述べたサルコペニアと混同しやすいのですが、サルコペニアが筋力や筋肉量の低下だけを示しているのに対し、フレイルは加齢により心身が疲れやすくなり弱った状態のことをいいます。

サルコペニアは加齢にともなう筋力や筋肉量の減少という意味ですから、加齢だけでなく、運動不足や食生活でのたんぱく質不足も、サルコペニアを進行させる要因となります。

一方、フレイルにはさまざまな要素がありますが、サルコペニアはフレイルを進行させるもっとも大きな要因の1つと考えてください。

フレイルは、低栄養と活動量の低下によって進行するとされています。筋力が低下すると、すぐ疲れるようになる（専門的には「易疲労性《い》」といいます）ので、外出を避けるなど、日常生活での活動量が低下します。要するに外に出かけたりしなくなります。

活動量が低下すると、あまりお腹が空かないので、食欲が湧かなくなりがちです。そのため食べる量が減って、ますます低栄養になり、体重が減っていく人も珍しくありません。

低栄養（とくに、たんぱく質不足）になると、筋力低下がますます進んで、いっそう疲れやすくなっていきます。

疲れやすさがひどくなって、外に出かけることが少なくなると、人と接する機会も減りがちです。社会的な側面も阻害されるため、日常生活のさまざまな面で支障をきたすことになるのです。

このような状態がフレイルです。フレイルが進行すると、自立した生活を送ることが難しくなり、誰かに介護してもらわないと生活できなくなるリスクが非常に高くなっていきます。

3つのフレイルが関係しあって、老化を進めてしまう

今、社会的な側面といいましたが、フレイルは3つの要素で構成されています。「身体的フレイル」「精神・心理的フレイル」「社会的フレイル」の3つです。これについて説明しましょう。

身体的フレイルは、これまで述べてきたような筋力の低下をはじめとする体の虚弱です。

筋力だけでなく、心肺機能や内臓器官の衰えなども含まれます。階段を上ったり、早足で歩いたりすると息切れするのは心肺機能が衰えている可能性があり、疲れやすさにもつながります。

また筋肉や骨、関節などの運動器に障害が起こると、移動するための機能が低下して日常的な活動が制限されてしまいます。ロコモティブシンドローム（通称ロコ

モ）といいますが、これも身体的フレイルの原因になります。
例えば、ひざ関節に痛みが出ると、歩くのが大変になりますね。これがロコモで、痛みを避けるため歩かないでいるとフレイルのリスクが高まります。


精神・心理的フレイルは、意欲がなくなるなど精神的な機能の低下が起こることをいいます。

体が疲れやすくなって、外出しない生活が続くと、人と会うのが億劫になって、人とのつながりそのものも少なくなっていきます。

このような人とのつながりが失われることで、うつや軽度の認知症の状態になる人もいます。

また定年退職やパートナーとの死別などが、精神・心理的フレイルのきっかけになる人も珍しくありません。


社会的フレイルは、精神的・心理的フレイルと密接に関係していますが、社会とのつながりが希薄になることによって、孤立したり、経済的困窮などに陥ったりすることをいいます。

社会から孤立した状態になると精神・心理面に与える影響も大きく、認知症やうつ症状を引き起こすリスクを高めます。また身体的フレイルを加速させて寝たきりになるリスクも大きくなります。このように、3つのフレイルはお互いに関係し合っています。

コロナがフレイルを加速

コロナ禍の3年間は、感染予防のためにいろんな制限が行われましたが、そのために、フレイルのリスクを加速させてしまいました。

筑波大学などの研究グループが、約900人の高齢者を対象に行った調査によると、コロナ禍が始まった20年には16％の人が新たにフレイル状態になったとのことでした。

これに対し、同じくらいの年齢や心身の状態の人が、15年にどれくらいフレイルになったかを調べたところ、11％でした。

つまりコロナの前と後の5年間では、フレイルになる割合が約1・5倍に拡大したことになります。

フレイルの予防には、運動、栄養、人とのつながりが重要であるといわれていますが、コロナ禍の巣ごもり生活のために運動不足が進み、人とのつながりも極端に少なくなってしまいました。

栄養についても、外出自粛で買い物に行く回数が減ったため、十分な食材が手に入らず、簡単なもので食事をすませるという人も多かったといいます。

こうした人たちは、フレイルを予防するために必要最低限の栄養を摂ることができなくなっている可能性があるのです。

3つのフレイルについてお話ししてきましたが、実はフレイルはこの3つだけではありません。もう1つ、3つのフレイルよりも早く始まるフレイルがあります。

もうお気づきかもしれませんが、それは第1章で述べた「口から老化」によって起こります。

オーラルフレイルとは？

オーラルフレイルの「オーラル」は口腔という意味。ですからオーラルフレイルは、「口腔機能の虚弱」と訳されています。

もう1つのフレイルといいましたが、厳密にいうとオーラルフレイルは、身体的フレイルに含まれます。

食べものを噛んだり、飲み込んだりするために必要な口腔機能が衰えるため、オーラルフレイルの人は栄養が十分摂れなくなります。

その結果、3つのフレイル（身体的フレイル、精神・心理的フレイル、社会的フレイル）が引き起こされるため、オーラルフレイルはフレイルの前段階（プレ・フレイル）に位置づけられています。

これまでのいい方をするなら、オーラルフレイルは「食べる力」の衰えということになります。3つのフレイルに先立って、食べる力（および、しゃべる力）の衰えが始まるというわけです。

オーラルフレイルは、ある日突然起こるわけではありません。例えば、噛めない食品が増えて、やわらかいものばかり食べるのは、オーラルフレイルのサインだといわれています。

また滑舌が悪くなって、うまく発音できない単語が増えてくるのも、オーラルフレイルのサインだといわれています。

こうした口まわりの機能の衰えは、少しずつ進行するので、すぐには気付くことができません。そのため、発見が遅れてしまうのです。

噛めない食品が増えるのは、ある意味で些細な症状です。そのため、見逃しやすいという特徴があります。

そのため、がまんできる範囲の症状として、これまであまり問題にされてきませんでした。

しかしこれらを見過ごしていると健康寿命を延ばすことができないため、オーラルフレイルが注目されるようになってきたのです。

オーラルフレイルのサインを見逃さない

健康寿命とは、介護の必要なく生きられる寿命のこと。「はじめに」にも書きましたが、日本人の平均寿命は、男性81・47歳、女性87・57歳（21年）。これに対して、健康寿命は男性72・68年、女性75・38年（19年）となっています。男性は約8年、女性は約12年、介護されながら生きなければならないということになります。

オーラルフレイルという言葉（概念）の提唱者である飯島勝矢先生（東京大学高齢社会総合研究機構教授）たちの研究によると、オーラルフレイルの人は、口腔機能が良好な人に比べて、要介護認定になる率が2・4倍になるという結果が出ています。

また同じ研究では、オーラルフレイルを放置せず、きちんと対策すれば改善することも示されています。

つまり、今からオーラルフレイル対策を始めれば、要介護になることを避けられ、寿命も延ばせるということです。その具体的な方法は第3章で述べますが、オーラルフレイルの対策がどれだけ重要なのか、おわかりいただけたでしょうか。

飯島先生たちの研究の対象となったのは、平均年齢が73歳で、オーラルフレイルの比率は2割弱でした。そして早い人では50代から、60代では4人に1人が、前段階である「プレ・オーラルフレイル」に該当するとみています。

この本は60代の方も多く読まれていると思いますが、なにかしらオーラルフレイルのサインを感じているかもしれません。サインは固いものが食べられなくなるだけではありません。

例えば、食事のときに、食べこぼすことが多くなるのも、オーラルフレイルのサインの1つです。

気を付けているのに食べこぼしてしまうのは、唇を閉める筋力が低下して、しっかり口を閉じられなくなることが原因の1つです。また舌の運動機能が低下して、思うように動かなくなり、食べものを口の中にとどめられなくなっている場合もあります。

また、食事のときにむせやすくなるのも、典型的なオーラルフレイルのサインの

1つです。

むせるのは食べものが誤って気管に入らないようにするための防御反応です。しかし、のどの筋肉が衰えていると、食べものを飲みこむ一連の動作がスムーズに行えなくなり、食べものが気管に入りやすくなってしまうため、むせてしまうのです。

このようなサインに心当たりがあれば、プレ・オーラルフレイルが始まっている可能性があります。

オーラルフレイルからフレイルに

オーラルフレイルを放置すると、フレイルのリスクも上昇します。左ページのグラフも飯島先生たちの研究によるもので、被検者となった高齢者を、健康な人（口腔健康）、プレ・オーラルフレイル、オーラルフレイルの3つのグループに分け、4年間追跡調査した結果です。
すると オーラルフレイルの人は非フレイルの人と比較し、4年後には、身体的フレイルになるリスクが2・4倍高くなり、死亡率も2・1倍高くなることがわかりま

オーラルフレイルで死亡率増加

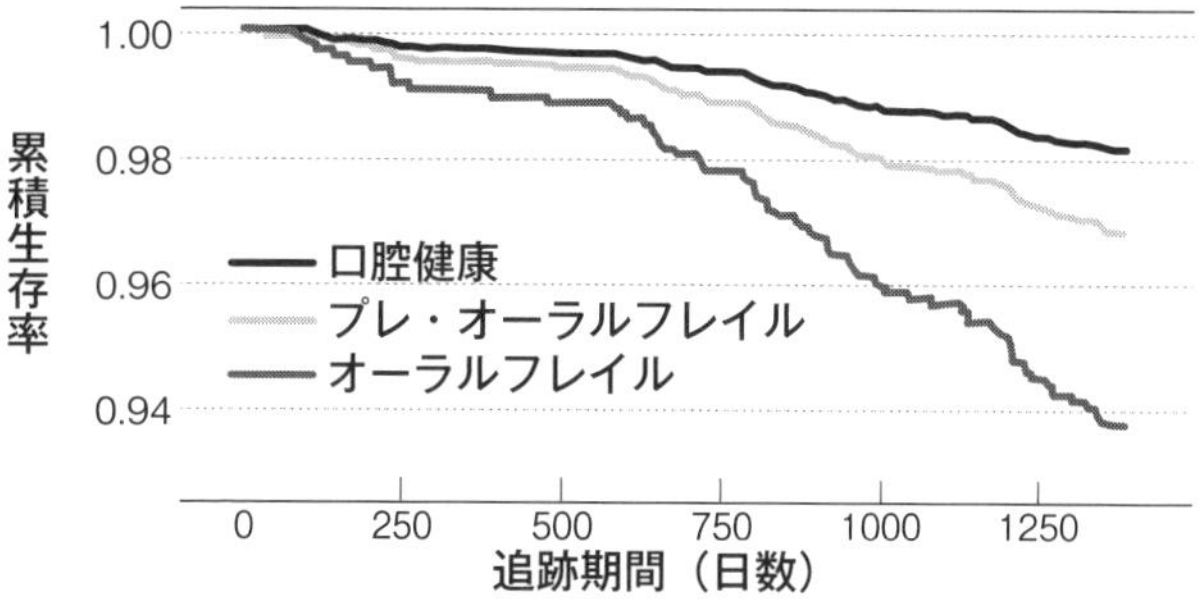

＊"Oral Frailty as a Risk Factor for Physical Frailty and Mortality in Community-Dwelling Elderly"(The Journals of Gerontology,Series A,2017) より

高齢者を口腔健康、プレ・オーラルフレイル、オーラルフレイルの3つのグループに分け、4年間追跡調査。オーラルフレイルの人は死亡率が2.1倍に

した。

何もしないでいると、足腰の筋力が低下するように、口まわりの筋肉も低下します。

噛む力が衰えて、やわらかいものばかり食べるようになると、噛むために必要な筋肉が低下していきます。

足腰だって、歩かないでいると筋力が低下します。すると、もっと歩かなくなって筋力はさらに低下します。筋力低下の悪循環ですね。

口まわりの筋力も同じで、やわらかいものを食べ続けていると、噛むための筋力はさらに低下し、これも悪循環で弱くなっていきます。

噛むための筋力低下を含めた口腔機能の衰えは、食欲の低下により低栄養をもたらし、全身の機能低下へと進んでいくのです。

オーラルフレイルには4つのレベルがある

オーラルフレイルは気付かないうちに少しずつ進行するといいましたが、大きく分けて4つのレベルがあります。

左ページのチャートは、日本歯科医師会の『歯科診療所におけるオーラルフレイル対応マニュアル2019年版』に載っているものですが、これを見れば、どんなふうにオーラルフレイルが進んでいくかがわかると思います。

第1レベルは「口の健康リテラシーの低下」です。リテラシーとは、ある分野に関する知識や能力を活用する力のこと。口の健康リテラシーの場合は、オーラルフレイルに対する知識を持っているか、あるいはそのために何かしているかということになります。例えば、普通の人は寝る前の歯みがきはむし歯などの予防のために

オーラルフレイルの4つのレベル

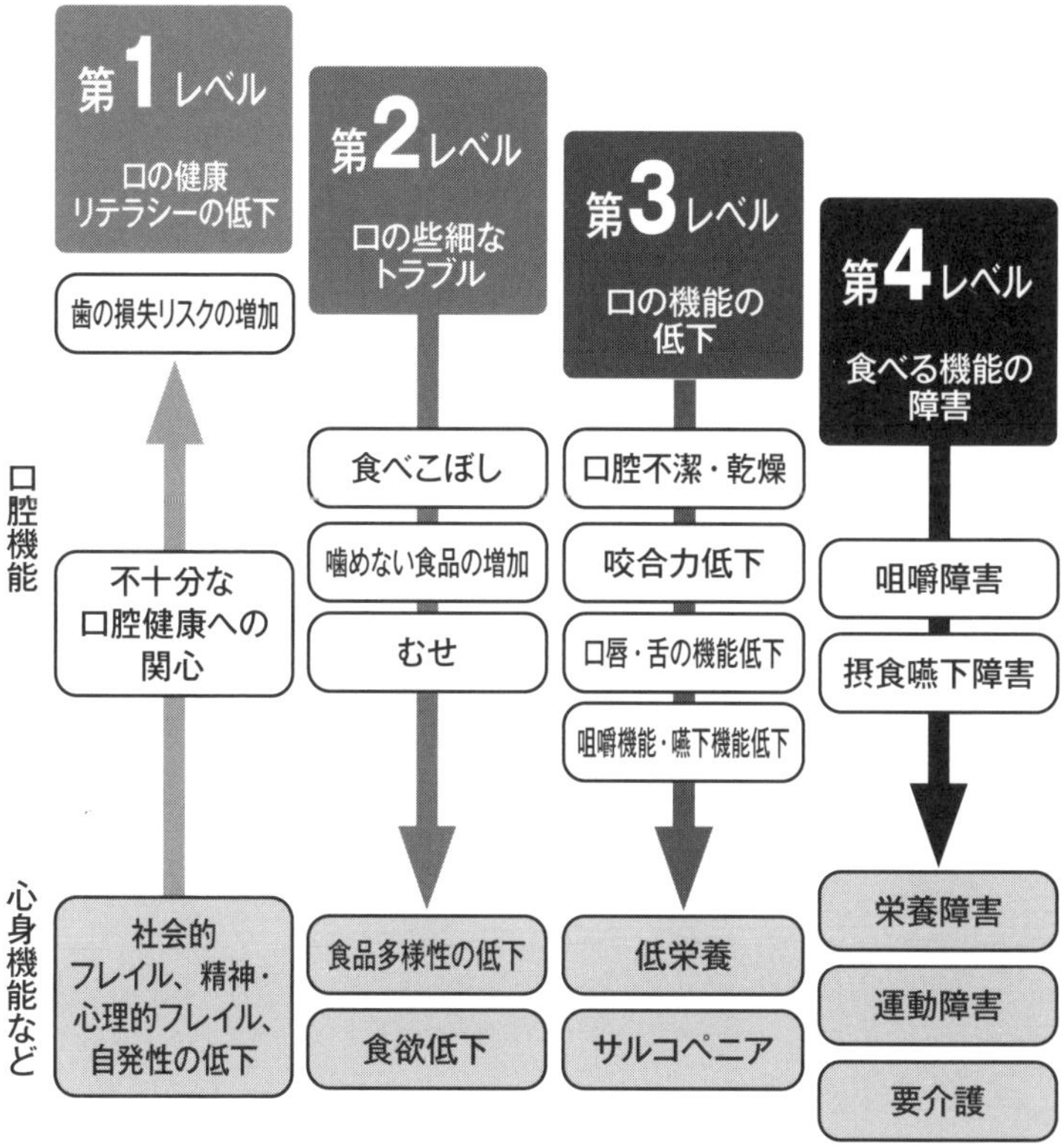

＊日本歯科医師会『歯科診療所におけるオーラルフレイル対応マニュアル2019年版』より

大事なことだという知識を持っており、それを毎晩やっていると思います。そうした関心が薄れてくるのが口の健康リテラシーの低下です。

口の健康リテラシーが低下する背景には、生活範囲の狭まりや、精神面の不安などがあります。この段階では歯周病や歯が抜けていくリスクが高まっていきます。

第2レベルの「口の些細なトラブル」は、前述したような、食べこぼしたり、食事中にむせたり、食べられない食品が増えてきたりする段階です。

本当は固くて食べられなくなったのに、高齢になったら固いものは避けてやわらかい食べものにしようとか、そのほうが消化によいかもしれないなど、自分に都合よく解釈して、やわらかいものばかり食べる食事が習慣化するようになります。これも口の健康リテラシーの低下の1つですね。

やわらかいものは食べられるため、オーラルの機能低下を自覚しにくいのですがこの段階を放置すると、だんだん食べられない食品が増えていきます。

第3レベルは「口の機能の低下」です。唾液の分泌が悪くなってドライマウスになり、口の中をきれいに保つことが難しくなってくる（口腔不潔・乾燥）段階です。唾液は口の中を清潔に保つ働きがあるため、分泌が悪くなると不潔な状態になってしまいます。

また噛む力（咬合力低下《こうごう》）や舌や唇の動きが悪くなったり、食べものを唾液と混ぜ合わせて飲み込みやすいようにしたりする機能（咀嚼《そしゃく》機能）や、飲み込む機能（嚥下機能）も低下します。

食事から栄養を十分摂れなくなって低栄養が進むため、足腰をはじめとする全身の筋力低下（サルコペニア）も進みます。

この段階になると、歯科で「口腔機能低下症」の診断がつく人もいます。かなり深刻なレベルです。

第4レベルは「食べる機能の障害」です。食べる機能の低下がかなり進んで、栄養障害が起こる段階です。

その影響は全身にもおよび、歩けなくなるなど運動障害も起こります。栄養障害や運動障害が顕著になると、介護が必要になります。

この段階では「摂食嚥下障害」と診断されることも多くなります。摂食嚥下障害の対応は、歯科医師だけでなく、専門知識のある医師や、口の健康のリハビリのプロである言語聴覚士などが連携して行います。

口の健康のための3つの要素

自分がレベル4になったら？　と思うと怖いですね。でもそれは何も対策をしなかった場合の話。本書を読んで、オーラルフレイル対策をきちんと行えば、口の健康は取り戻すことができます。

ここで、口の健康には何が大切かを整理してみましょう。口の健康には3つの要素があります。それは筋肉と舌と歯の3つです。ここでいう筋肉とは、食べたり、飲み込んだり、しゃべったりする口まわりの筋肉のこと。これまで何度も述べてきたのでおわかりだと思います。

舌は第1章で述べた「食塊」をつくるために重要な働きをしています。口に入った食べものは噛んで細かくして、唾液と混ぜ合わせて、飲み込みやすい塊をつくります。これが食塊です。

食塊をつくるときに、大事な働きをしているのが舌です。歯で噛み砕くだけでは食塊はつくれません。

歯で噛んで細かくなった食べものを、舌を使って唾液と混ぜ合わせ、食塊をつくるのです。

また滑舌よくしゃべるためには、舌の動きが滑らかでなければなりません。滑舌とは「滑らかな舌」と書きますから、その意味がわかると思います。

歯はこれまであまり詳しく述べてきませんでしたが、実はオーラルフレイルの予防のためには、真っ先に対策を考えないといけない部位です。

というのは、歯の衰えは、筋肉や舌の衰えよりも先に始まることが多いからです。

成人になって歯を失う一番の原因は歯周病ですが、歯周病は30代後半ぐらいから増えてきます。

ちなみにみなさんは今どれくらい歯が残っていますか？　もしかしたら、失ってしまった歯をブリッジなどの人工歯に置き換えている方も多いのではないでしょうか？

もしそうだとしたら、すぐに歯周病対策をしないといけません。オーラルフレイル対策の優先順位としては歯周病予防が最優先になります。

自分の歯がどれくらい残っている？

「８０２０運動」（ハチ・マル・ニ・マル運動）をご存じでしょうか。１９８９年から厚生省（当時）と日本歯科医師会が推進している「80歳になっても20本以上の自分の歯を保とう」という運動です。

ヒトの歯は、親知らずを除くと28本ありますが、数本抜けてしまったとしても、20本以上の歯があれば、食生活に満足できるといわれています。

この運動が始まった頃は、80歳以上で20本以上の歯のある人は7％程度でしたが、その後成果を上げ、２０１６年の歯科疾患実体調査では、75～84歳の51％が20本以上の歯を残せています。つまり約半分の人が達成できていることになります。しかし裏を返せば、残りの約半分は20本残せていないということです。といっても、今から歯周病対策をすれば、これ以上歯を失うことはないでしょう。

ただしこのデータでは、歯が残っていることしかわかりません。また8020運動が始まる前までは、グラグラしているような歯は抜くのが当たり前だったのですが、最近は残せる歯は残したほうがよいという考えに変わってきました。

実はここに歯科医師たちのジレンマがあります。歯周病が進んでグラグラしている歯は、いずれは抜かざるをえなくなります。そうした歯も含めて、50％以上達成できているといっても、単なる数合わせに過ぎないかもしれないのです。

こうした状況があるかもしれないので、私たちは単に「歯をできるだけ残しましょう」ではなく、「歯はよい状態で残しましょう」の時代になっていると考えています。現在はまさにその転換期です。

一番心配なのは、歯医者に何年も行ってない人で、歯周病があるのに気付かない人です。グラグラしかけている歯が何本かあるなら、20本以上歯があるからといって安心してはいけません。歯周病の治療をしなければ、グラグラしている歯はいずれ抜けてしまうでしょう。

歯周ポケットが深くなったら要注意

歯周病の対策で知ってほしい一番大事なことは、セルフケアをしっかり行い、その上で歯科医院のメンテナンスで早期発見、早期治療するということです。

自分は毎日ちゃんと歯をみがいているから歯周病の心配はない、という人がいますが、歯周病かどうかは歯科医院に行かないと診断できません。


歯周病の診断には、支える歯がどうなっているかを調べるレントゲン検査と、プロービング検査がとても重要です。

プロービング検査は、プローブという針のような器具を用いて、歯周ポケットの深さを調べます。

歯周ポケットというのは、歯と歯ぐきの間の溝（ポケット）のこと。ポケットの深さは、健康な歯ぐきでは1～2㎜程度ですが、これが4～5㎜と深くなると、初期の歯周病（軽度歯周炎）と診断。さらに進んで6㎜以上になると重度の進行した歯周病（重度歯周炎）と診断されます。

歯科医院で歯ぐきを尖った針のようなものでチクチクされたことはないでしょうか？　あれがプロービング検査です。

歯周病は歯周ポケットにプラーク（歯垢《しこう》）がたまって、歯のまわりに炎症が起こる病気です。

プラークの正体は細菌の塊です。歯周病を引き起こす細菌を総称して歯周病菌と呼びますが、プラークの中には細菌がウジャウジャいて、その中に歯周病菌もいるのです。

さらに、プラークが歯周ポケットにたまっていると、プラークが石灰化して石のように固いものが歯の表面に付着します。これが歯石です。舌で触るとザラザラしているので、歯石がついている人はわかると思います。

歯石の表面はデコボコしているので、ここにもプラークがつきやすくなり、細菌の温床となります。

プラークは粘着性が強いので、チャチャッと軽く歯をみがいたくらいでは取れません。またいったん歯石がついてしまうと、自分で除去することができなくなってしまいます。

歯周病を放置したらいずれ歯が抜ける

歯周病の初期は歯肉炎から始まります。歯肉（歯ぐき）に炎症が起こっている段階です。

歯肉炎の症状に、出血や腫れがあります。歯をみがいたとき、歯ブラシが血で赤く染まるようなことがあれば、歯肉炎の疑いがあるといわれています。

ただ出血があるからといって、必ず初期の歯肉炎というわけではありません。歯周病がもっと重症化した歯周炎でも、出血が起こることがあります。例えば、歯肉炎のときは出血がなかったのに、歯周炎になってから出血することもないとはいえないのです。

また乱暴に歯をみがいていると、歯肉を歯ブラシで傷つけて出血することがあります。ですから、出血だけで歯肉炎と判断するのは早計です。

歯肉炎は炎症が歯肉にとどまっている段階ですが、歯周炎になると、歯周組織に炎症が起こります。

歯周組織とは、歯のまわりの組織のことで、歯槽骨《しそうこつ》（歯を支える骨）や歯根《しこん》（歯の根元の部分）、歯槽骨と歯根の間にある歯根膜などがあります。

深くなった歯周ポケットから侵入した歯周病菌は、歯の土台である歯槽骨を溶かして歯をグラグラの状態にしてしまいます。

化膿して歯肉に膿がたまることもあります。最近はあまり使われませんが、かつては歯周組織の炎症によって歯肉に膿がたまることを歯槽膿漏《しそうのうろう》といっていました。この状態のときに、前述のような出血が起こることがあるのです。

歯周病で歯がグラグラしてきたのに、何の治療もせずに放置していると、いずれ歯が抜けてしまいます。

あるいは、その段階で歯科医院に駆け込んでも、歯を残すことができない場合もあります。

そうならないためには、定期的に歯科医院に行って、歯周ポケットの深さを測ってもらう必要があります。

歯がグラグラすることを歯の「動揺《どうよう》」といいますが、歯科医院ではその動揺度で歯周病がどのくらい進行しているかも判断します。

さらに、エックス線検査（レントゲン）で、歯槽骨が溶けているかどうかなども調べます。

歯科健診義務化の背景にあるものは？

歯が痛くなったときしか歯医者に行かないような人は、歯医者に行けといわれてもピンとこないかもしれません。

そんな人は、歯の痛みや不具合がないときは、歯医者に行く必要はないと思っている人もいるのではないでしょうか。

しかし歯医者は症状がなくても行ってよいのです。初めて歯医者に行けば、問診票を書かされますが、その中の「健診（検診）してほしい」という項目にチェックを入れるだけです。あるいは、歯科医師に「歯周病が心配だから検診してください」といえばよいでしょう。

22年8月、日本歯科医師会が厚生労働大臣宛に、国民皆歯科健診の具体化に向けた要望書を提出したことから、今後、歯科健診が義務化される動きがあります。

現在、歯科健診が義務化されているのは、幼児と高校3年生までの全学年、またごく一部の職種で働く人のみ。それを成人後の学生や社会人にも歯科健診を受けさせようとしているのです（節目健診で歯科健診を行っている自治体もある）。

報道などによれば、政府は25年を目処に制度の導入を検討しているということです。

この国民皆歯科健診の義務化の背景には、これまで述べてきたオーラルフレイルへの対応があります。

定期的な歯科健診は、健康寿命を延ばす上で重要であることの根拠が明らかになってきたため、国を挙げて義務化を目指すことになったのだと思います。

ただし義務化された歯科健診でどれだけのことを検査するのかは、まだ決まっていません。

現在行われている小中高性の歯科健診は、むし歯の有無くらいしか調べませんが、健康寿命を延ばすとなると、歯周病のチェックは不可欠でしょう。義務化された歯科健診で、歯周病検査まで行えればよいのですが、果たして、そこまでできるのかはまだ何ともいえないのです。

ただ、世の中には何十年も歯科医院に行っていないという人もいると思うので、歯科健診に行くことによって、歯は大事だという気づきになるとすれば、どんなレベルの健診でも意義があるとは思います。

歯が少ないほど食べる力も衰える

先にオーラルフレイルになると、固いものが食べにくくなり、やわらかい食べものばかり食べるようになるといいましたが、これも歯の状態がどうなっているかが大きく関わってきます。

例えば、歯周病で歯がグラグラし始めたら、固いものを食べるのを避けるようになるでしょう。あるいは抜けた歯をそのままにしていれば、やっぱり食べにくくなります。

意識していなくても、こうした歯で食べると疲れてしまいます。そのため、だんだんやわらかい炭水化物中心の食品に移行していくのです。これではいくら私たちが「お肉を食べましょう」といっても難しいですね。

もちろん、歯が抜けても、インプラントなどで治療していれば、肉をちゃんと噛むことができます。

でもインプラントはお金がかかりますし、2~3本なら抜けたままでもよいと思って、歯科医院に行かない人もいるでしょう。すると歯周病がさらに進んで、まだ大丈夫な歯もいずれ抜けていくことになります。

前述しましたが、歯周組織の1つに歯根膜というものがあります。歯根膜は歯槽骨と歯根の間にあります。しかし、歯を抜くと歯根膜も失われてしまいます。人工の歯根膜というものは存在しないのです。

歯根膜には食べものの噛みごたえなどを感知する働きがあります。今噛んでいるものが、豆腐のようなやわらかいものか、ナッツのような固いものなのかがわかるのは、歯根膜に神経が通っているからです。

この歯根膜の神経によって、「今噛んでいるのは豆腐だな」とか「ナッツのようだ」と感じることができるわけです。

人工の歯が増えていくと、食べるときの本来の感覚と異なってくるので、残せるなら歯は残したほうがよいというのが私たちの考えです。

また自分の歯が残っているほうが噛みやすいのも事実です。だからオーラルフレイルでの判定項目には、「残存歯数」というのが入っています。

もちろん残すなら、健康な状態で残さなくてはなりません。歯周病で抜けそうな歯を残しても、ちゃんと噛むことができません。3章で詳しく紹介しますが、近年では、歯周病菌と全身疾患の関連性も指摘されています。

本書のテーマである食べる力を落とさないためには、歯周病を予防して健康な歯で残すことが重要です。

歯周病ケアの基本は自分でやるもの

歯周病の疑いがあるなら、歯科医院に行くことが大事であるのはいうまでもありません。

でも歯周病のケアの基本は自分でやらないといけません。なぜなら歯周病の原因となるプラークは、毎日自分で除去しければならないからです。

スポーツなどのトレーニングに例えるなら、歯科医院の先生や歯科衛生士はトレーナーです。

日々のトレーニングは自分でやるもの。トレーナーは正しいやり方をしているか、トレーニングの効果が上がっているかをチェックし、指導する役割があります。歯周病ケアの場合も同じです。

逆に毎日自分で歯周病ケアをしていれば、治療で長期に渡り歯科医院に行く必要性は減らせます。結果的に、医療費の節約にもなるのです。

現代は、給料が上がらないのに、物価はどんどん上がっていって、誰でも多かれ少なかれ、生活が厳しくなっている時代です。

歯科も含めた医療費は、3割負担でもかなりの負担になりますから、積極的に「歯医者に行きましょう」とはいいづらい状況です（歯以外の病気にかかる医療費も同様）。

病院に行きたくないから健康な生活を意識するように、歯科医院にできるだけ行かないようにするため、自分でできる歯周病ケアを怠らないようにしてほしいと思います。

第3章

オーラルフレイルから糖尿病や認知症に

歯周病が全身疾患を引き起こす

第2章の後半では歯周病について詳しく述べてきました。歯周病になって歯がグラグラしたり、抜けた歯が増えると、自然に固い食べものを避けるようになり、食べる力がだんだん落ちてきます。つまりオーラルフレイルの始まりは歯周病にある、といってよいと思います。

その一方で、歯周病に対する認識は遅れています。歯のグラグラ（動揺）が始まっているのにもかかわらず、まだ歯が抜けていないから大丈夫だと思っている人もいるのではないでしょうか。

前章で述べたように、８０２０運動（80歳で20本以上の歯を残す運動）の達成率が50％を超えたといっても、同時にどういう状態で歯が残っているかの詳細は調査されていません。

歯の動揺が始まっていないとしても、歯周ポケットが深くなっていれば、そこは歯周病菌の温床です。早めに治療しないと、いずれ動揺が起こったり、抜かざるをえなくなるでしょう。そうなれば、食べる力はどんどん落ちていきます。

食べる力だけではありません。歯周病が恐ろしいのは、全身の病気にも大きく関わっていることです。

歯の病気が全身疾患に関わっているというと、不思議に思われるかもしれません。でも事実なのです。これはいったいどういうことなのでしょうか。

歯周ポケットが深くなると、歯肉の奥の毛細血管に歯周病菌が入り込み、血流に乗って全身をめぐります。それによって、全身のいろんな病気を引き起こすことがわかっています。

歯周病菌が関わっていると考えられるおもな病気には、糖尿病や脂質異常症などの生活習慣病、動脈硬化の進行による脳卒中や心臓病、さらには認知症などが知られています。

また歯周病からオーラルフレイルが進み、飲み込む力が衰えてくると、誤嚥《ごえん》性肺炎のリスクが高まります。

あるいは噛む力が衰えて、やわらかい炭水化物が中心の食生活になると、炭水化物の摂りすぎによって脂肪肝やメタボリックシンドローム（通称、メタボ）が引き起こされることもあります。

そこで、この章では歯周病やオーラルフレイルによって、どんな病気のリスクが高まるのか、詳しく見ていくことにします。

血管から入った歯周病菌と炎症物質

歯周病菌が歯肉から血管に入り込むといいましたが、それが病気を引き起こすメカニズムを詳しく説明しましょう。

歯周ポケットに歯周病菌が繁殖すると、免疫細胞が歯周病菌を攻撃するため、集まってきます。そして、炎症性物質がつくられます。

病原体（ウイルスや細菌）に対する免疫反応については、みなさんご存じだと思います。

例えば、風邪をひいたとき、熱が出ることがありますが、これも免疫反応の1つです。体温を上げて、病原体を攻撃しようとしているのです。それと同じようなことが、口腔内で歯周病菌に対しても起こります。歯周病で腫れや出血が起こるのも、免疫反応の1つです。

風邪なら普通は数日で熱が下がります。炎症が治まったからです。しかし歯周病の場合は、その原因であるプラーク（歯垢）を取り除かない限り、いつまでも慢性的に炎症が続きます。この慢性的な炎症反応によって歯槽骨が溶けていくのです。

さて、歯周ポケットから歯周病菌が血管に入り込むとき、同時に炎症性物質も血管の中に入ります。それが全身にいろんな病気を引き起こすのです。

例えば、歯周病になると血糖値が高くなる人がいますが、その直接的要因は炎症性サイトカイン（炎症性物質の1つ）です。

血糖値はインスリンというホルモンによってコントロールされています。インスリンは細胞膜にあるインスリン受容体にくっついて、細胞内にシグナルを伝えます。これをインスリンシグナルといいます。

これに対し、炎症性サイトカインにはインスリンシグナルを遮断（インスリン抵抗性）する働きがあるため、インスリンの効き目が悪くなります。その結果、血糖値のコントロールができなくなり、血糖値が上がってしまうのです。

血糖値が上がると、糖尿病を発症するだけでなく、脂質異常症にもなりやすくなります。これはインスリンの分泌が不足すると、中性脂肪が分解されにくい状態になり、血液中に中性脂肪が増えるからです。

それによって余分なコレステロールを回収する働きのある善玉のＨＬＤコレステロールが減少し、悪玉といわれるＬＤＬコレステロールが増えていくのです。

ＬＤＬコレステロール値が上がると、動脈硬化が進みます。動脈硬化になると血管の拡張や収縮がスムーズに行われなくなるため、血流が悪くなります。

血流が悪くなった結果、血圧をコントロールできなくなり、高血圧を発症する人もいます。

脳卒中や心筋梗塞を引き起こすことも

動脈硬化が怖いのは、脳卒中や心筋梗塞のリスクを高めること。前述のように、歯周病は動脈硬化を進めますから、これらの病気にもなりやすいということになります。

歯周病の人は、そうでない人よりも、約2・8倍も脳梗塞になりやすいという研究データもあるほどです。

脳梗塞というのは、脳卒中の1つで、脳の血管が詰まることをいいます。動脈硬化で血流が悪くなると、血管が詰まりやすくなります。そして脳の血管が詰まると、そこから先の細胞に酸素や栄養が届かなくなり、脳細胞が死滅して働かなくなってしまいます。

脳細胞のどの部分が働かなくなったかによって、半身まひや言語障害などの後遺症が出てきます。

このほか、脳卒中には脳出血やくも膜下出血もありますが、これらも動脈硬化が進んでいると発症するリスクが高くなります。

一方、心筋梗塞は突然死のもっとも多い原因といわれていますが、心臓に酸素と栄養を送る冠動脈が詰まることによって発症します。

心筋梗塞は狭心症とともに虚血性心疾患に含まれますが、冠動脈が完全に詰まるのが心筋梗塞。脳梗塞と同じように、冠動脈が詰まると、その先の心筋と呼ばれる心臓の組織が壊死して働かなくなります。なお虚血性心疾患は日本人の死因の第2位となっています。

そして重度の歯周病の人は、心筋梗塞のリスクが高いという報告があります。心筋梗塞で亡くなった人の病理解剖を行ったところ、冠動脈から歯周病菌が発見されたというケースもあります。歯周病菌が血管をめぐっているのは事実なのです。

歯周病があると血管が詰まりやすくなるのにも理由があります。歯周病で動脈硬化が進行すると、血管壁が傷つきやすくなります。出血すると血が固まって出血を止めるように、傷ついた血管を修復するため、血液の塊（血栓）ができやすくなります。

糖尿病や脂質異常症、高血圧は動脈硬化を進めるとされていますが、歯周病になるとこれらの病気のリスクも上がりますから、脳卒中や心筋梗塞にもなりやすくなってしまうのです。

糖尿病になると歯周病も悪化

歯周病の人は、そうでない人よりも動脈硬化が早く進みます。その原因は、前述したインスリンシグナルの遮断（インスリン抵抗性）によって、血糖値がコントロールできなくなるからです。

血糖値というのは、血液中の糖（血糖）の濃度を示す値です。食事で糖質を摂ると血糖値が上がりますが、血糖（ブドウ糖）をエネルギーとして使うために、すい臓からインスリンが分泌されるので、血糖値はすぐに下がります。

このように、血糖値は高い状態がずっと続かないようにコントロールされているのですが、このコントロールが利かなくなって、高血糖の状態が続く病気が糖尿病（生活習慣によって起こる2型糖尿病）です。

高血糖になっても、初期の段階ではとくに自覚症状はありません。しかし進行すると、のどの異常な渇きや目のかすみ、手足のしびれなどの症状が現れます。

さらに進行すると、腎臓の働きが悪くなったり、足の組織が壊死して切断しなければならなくなる壊疽《えそ》など、深刻な合併症を引き起こすこともあります。糖尿病と歯周病には密接な関係があります。例えば、空腹時血糖値が125mg／dℓ（基準値は110mg／dℓ未満）以上の人は歯周ポケットが3・5㎜になると、糖尿病が明らかに増えることがわかっています。

また血糖コントロールの状態を知るヘモグロビンA1cの値が9％（基準値は5・5％以下）以上の人は、健康な人よりも歯周病の割合が2・9倍も多くなることもわかっています。要するに、糖尿病の人は歯周病になりやすいのです。そのため、歯周病は糖尿病の合併症の1つともいわれています。

逆に歯周病の治療をすると、ヘモグロビンA1cなどの数値がよくなることが多くの研究で明らかにされています。つまり、歯周病の治療によって血糖コントロールがよくなるわけです。

歯がないと認知機能が低下してしまう

第2章で、インプラントなどの人工の歯に置き換えると、歯根膜がなくなるという話をしました。歯根膜は歯槽骨と歯根の間にあり、食べものの噛みごたえなどを感知する働きをしています。

歯根膜というのはクッションのような働きをしていて、噛むごとに脳血流が3・5mℓ増えることがわかっています。つまり、噛むという行為には、脳血流量を増やす働きがあるわけです。

逆に、あまり噛まない生活をしていて、脳血流量が低下しがちだと、認知症のリスクが高くなる可能性があります。

事実、残っている歯が19本以下の場合、認知機能が低下することが報告されています。

これは介護認定を受けていない65歳以上の健康な人、4425人を対象にした調査です。この中には義歯（入れ歯）の人もいれば、抜けたままの状態にしている人もいます。

そして4年後に、対象者の認知症の認定状況を追跡したところ、歯が19本以下で義歯も使用していない人は、20本以上ある人と比べ、認知症の発症リスクが1・85

倍高くなっていることがわかりました。

歯周病で歯を失い、義歯を入れるなどの治療を怠ると、認知症になるリスクが高くなるということです。

歯周病菌が認知症の原因？

認知症には、いくつかのタイプがあります。例えば、脳卒中の後遺症などで起こるのが、脳血管性認知症です。

一方、認知症で一番多いのはアルツハイマー病（アルツハイマー型認知症）です。アルツハイマー病になると、記憶や思考能力がゆっくりと衰えていき、最後には単純な作業すらできなくなってしまいます。

アルツハイマー病の原因は、まだよくわかっていませんが、発症のメカニズムはわかっています。

アミロイドβ《ベータ》という脳内でつくられるたんぱく質があります。健康な人の脳にもつくられている物質ですが、健康な人は脳内のゴミとして短期間で排出されます。

しかし何らかの原因で、アミロイドβが排出されずに蓄積することがあります。すると脳の情報伝達が悪くなり、脳の認知機能が低下してしまうのです。

さらに、脳にたまったアミロイドβ同士がくっつくと、正常なアミロイドβよりも大きな異常なたんぱく質ができます。

これが脳にたまってくると、脳細胞が死滅します。これがアルツハイマー病発症のメカニズムです。

実は、歯周病がアミロイドβの生成や蓄積を促進することが、九州大学と北京理工大学との共同研究によって明らかにされています。

この研究では、3週間にわたって、歯周病菌を投与したマウスと正常なマウスの脳血管や脳細胞に蓄積されたアミロイドβの量を比較しました。

その結果、歯周病菌を投与したマウスは、アミロイドβを脳内に運ぶ受容体が脳血管内皮細胞で約2倍に増えていることがわかりました。また脳内のアミロイドβの蓄積量も10倍に増えていたのです。

この研究により、血液の中に入り込んだ歯周病菌が全身に運ばれ、受容体が増えることによって、脳内にアミロイドβが蓄積され、アルツハイマー病を発症する可能性が増すことがわかりました。

歯周病でがんのリスクも高くなる

日本人の2人に1人が生涯でがんになる時代です。がんも心配な病気ですが、がんの中には歯周病と関連があるものもあります。

まず、大腸がんです。実は重度の歯周病患者は、大腸がんの発症リスクが約2倍になることがわかっています。

大腸がんと歯周病に関連があることがわかったきっかけは、歯周病菌の1つであるフソバクテリウム・ヌクレアタム（以下、ヌクレアタム）という細菌が大腸がん組織の中で発見されたことです。

その後の研究で、ヌクレアタムの量が多い患者ほど大腸がんの生存率が低いなど、いろんなことがわかってきました。

次に行われた研究では、歯周病の治療をすると大腸がん組織のヌクレアタムが減るかどうかが調べられました。

結果は、治療をして歯周病が改善した大腸がん患者のグループでは、便中のヌクレアタムの量が明らかに減少していました。

一方、治療しても歯周病が改善しなかったグループや、もともと歯周病がないグループでは変化が見られませんでした。

すい臓がんも歯周病と関連があるといわれています。すい臓がんはもっとも致死率が高いがんの1つです。

ハーバード大学公衆衛生学部とダナ・ファーバーがん研究所は、すい臓がんリスクの増大に歯周病が関わっていることを発表しています（2007年）。

研究者たちが、1986年に登録された51529人（医療・健康専門職の男性）の病歴や食事、ライフスタイルなどのデータを収集したところ、すい臓がんと特定された216人のうち、67人が歯周病にかかっていることがわかったのです。

そして、年齢や喫煙の有無、糖尿病があるかないか、といった因子を調整した後でも、歯周病の人は歯周病でない人と比べて、すい臓がんリスクが64％も高いことが明らかになりました。

歯周病菌には発がん物質のニトロソアミンを産出するものがあるので、これがすい臓がんに関与しているのではないかと推察されています。

骨粗しょう症と歯周病の関連

骨粗しょう症は、骨が脆くなる病気です。とくに女性は閉経すると、ホルモンバランスが急激に変化することによって、骨粗しょう症のリスクが高まることがわかっています。

骨が弱くなるといっても、初期の頃は自覚症状がありません。ですから、健康診断などで定期的に骨量を測ってもらうことが大事です。

最近の体重計には、骨量を推定する機能がある機種（体組成計と呼ばれている）もあるので、それでチェックするのもよいでしょう。

最近は骨粗しょう症のよい薬があるので、早めに婦人科などで治療してもらえば、それほど心配することはありません。

しかし骨粗しょう症に気付かずに放置していると、知らないうちに骨が脆くなっていて、ちょっとしたことで骨が折れてしまうことがあるので注意しなければなりません。

女性の更年期のホルモンバランスの変化の特徴は、女性ホルモンの一種であるエストロゲンが急激に減少することです。

骨は古くなった骨を壊す細胞と、新しい骨をつくる細胞がバランスよく働くことによって安定した強さが保たれています。

ところがエストロゲンが減ると、骨を壊す細胞の働きが強くなり、それに骨をつくる細胞の働きが追いつかなくなるため、骨がスカスカになっていくのです。

またエストロゲンの減少により、唾液の分泌が減る女性もいます。このため、更年期になるとドライマウスを訴える女性が増えてきます。

口腔内が乾燥すると炎症が起こりやすくなるため、歯周病になったり、歯周病を悪化させたりする要因にもなります。

さらに歯を支える歯槽骨も脆くなるので、いっそう歯が抜けやすくなってしまいます。

歯周病菌が誤嚥性肺炎を引き起こす

高齢者の死亡原因で上位にランクインしている肺炎も、歯周病やオーラルフレイルと深い関係があります。

肺炎は肺に細菌やウイルスなどの病原体が入り込んで、炎症を起こす病気です。細菌やウイルスは鼻や口から侵入して、のどを経由して肺に入り込みます。

健康な若い人であれば、免疫の力で侵入した病原体を退治できます。しかし高齢者は免疫力が落ちているので、病原体がのどや気管を通過して肺まで達し、炎症を起こすのです。

記憶に新しい新型コロナウイルス感染症も、高齢者ほど重症化して肺炎を起こし、命を亡くす人もたくさんいました。

肺炎の中に、誤嚥性肺炎と呼ばれるものがあります。これは食べものや飲みもの、唾液などが誤って気管に入ってしまい、細菌やウイルスが肺に入り込み、炎症を起こす肺炎です。

厚労省の資料（16年）によると、肺炎を患っている人の約7割が75歳以上、また、高齢者の肺炎のうち、7割以上が誤嚥性肺炎とされています。

歯周病やオーラルフレイルと関係があるのは、この誤嚥性肺炎です。誤嚥性肺炎は、誤嚥によって病原体が侵入しますが、その病原体の1つが歯周病菌である可能性が示されています。

誤嚥性肺炎を起こした患者の肺から、歯周病菌（嫌気性グラム陰性桿菌など）が高い頻度で見つかることから、肺炎と歯周病に強い関連性があるとされています。つまり、口の中にいる歯周病菌を誤って唾液と一緒に飲み込むことで、肺炎が起こっていると考えられるのです。

ちなみに、歯周病菌はプラーク（歯垢）や歯石の中だけでなく、舌苔《ぜったい》にもいることがあります。

したがって、歯周病ケアをする際、舌もきれいにしておくことが誤嚥性肺炎の予防には重要です。詳しくは第4章で説明します。

オーラルフレイルで誤嚥が増える

ではどうして誤嚥が起こるのでしょか。また高齢になるとなぜ誤嚥することが多くなるのでしょうか。

第2章で述べたように、食事をすると、噛んだ食べものが唾液と舌で混ぜ合わされて食塊（食べものの塊）がつくられます。

そして食塊をゴックンと飲み込む（嚥下する）とき、喉頭蓋《こうとうがい》と呼ばれるフタが閉まって食塊が気管に入らないようにします。

気管の入り口にある喉頭蓋は、食塊を飲み込むときに、気管に行かないようにするためフタをして、食道に食塊が行くようにしています。

しかし喉頭蓋が閉まるタイミングがズレたり、閉まりきらなくなってしまうことがあります。

このとき、むせて誤嚥を防ごうとする体の反応を、嚥下反射といいます。若い人でも、あわてて食事をしたりすると、むせることがあります。つまり、嚥下反射は体を守るための自然な反応なのです。

むせやすくなるのは、オーラルフレイルのサインだと第2章で述べました。その原因は口まわりの筋肉の衰え、とりわけ飲み込むための筋肉の衰えです。飲み込む筋肉が衰えていると、誤嚥しやすくなります。

食べるときだけではありません。眠っているときにも誤嚥は起こります。肺炎を起こすのは、むしろこうしたときに起こる誤嚥です。

むせたり、咳き込んだりするのは「顕性《けんせい》誤嚥」といいます。明らかに誤嚥をしていて、それを防ごうと嚥下反射が起きているわけです。

これに対して、夜寝ているときに誤嚥が起こり、咳やむせといった反射が見られない誤嚥。これを「不顕性誤嚥」といいます。この不顕性誤嚥が怖い理由は、知らない間に肺炎になってしまう可能性があることです。

寝ている間に起こる不顕性誤嚥で誤嚥するのは唾液です。唾液に含まれる細菌を一緒に誤嚥してしまうことによって肺炎が起こります。

肺炎を起こす代表的な病原体は、肺炎球菌です。そのため、高齢者には肺炎球菌のワクチンを打つことが推奨されています。

しかし肺炎を起こす細菌は肺炎球菌だけではありません。その1つに、歯周病菌もあると考えられています。

いずれにしても、誤嚥性肺炎の予防には、歯周病ケアとともに、口まわりの筋肉や舌を強化することが重要になってくるわけです。

食べる力は「しゃべる力」でもある

口まわりの筋肉や舌の働きが衰えると、食べる力だけでなく、「しゃべる力」も衰えます。第1章でも少しお話ししましたが、食べる力はしゃべる力でもあるのです。

コロナ禍のとき、電車に乗れば「会話はできるだけお控えください」というアナウンスが入り、食堂には「黙食」、温泉には「黙浴」という張り紙がありました。

人のいるところでは会話厳禁を要請されていたわけです。

その結果、若い人でも滑舌が悪くなったと感じる人が増えてきました。本来は、しゃべるのが普通の環境で、ほとんどしゃべらなくなれば滑舌が悪くなるのは当然といえば当然のことなのです。

とりわけ心配なのは高齢者です。オーラルフレイルが進んで、滑舌が悪くなってくると、本人は一生懸命しゃべっていると思っても、相手が聞き取れません。そして、相手が「えっ、何？」と何度も聞き返すのは失礼だと思っていると、だんだんコミュニケーションが成り立たなくなってきます。

家族でもコミュニケーションが成立しにくいと、最低限のコミュニケーションしかしなくなるので、だんだん家族から孤立していくようになります（聴力の衰えで孤立することもある）。

もちろん、家族以外の人とも会話がしづらくなるため、社会的にも孤立していきます。すると外出する機会も減るので、第2章で述べた社会的フレイルも進んでいきます。

認知症の原因にはさまざまあります。前述の歯周病もその1つですが、最近注目されているのがコミュニケーションと知的活動です。

16年にアメリカで行われた調査があります。対象となったのは、両親のいずれかがアルツハイマー型認知症の健常者284名（平均年齢60歳）。この人たちを追跡調査したところ、「人との交流が多い知的な仕事をしている人の方が、認知能力の衰えが少なかった」という結果が得られたといいます。

つまり、コミュニケーションが少なくなると認知症のリスクも上がるというわけです。

それに加えて、しゃべる力も衰えてくると、ますますコミュニケーションの機会が失われていくでしょう。

食事が炭水化物に偏ると……

しゃべる力が衰えている人は、食べる力も衰えます。これまで、歯や舌、口まわりの筋肉などが衰えると、固い食べものを避けるようになり、炭水化物が中心の食事に変わっていくということをお話ししてきました。

また炭水化物が中心の食事になると、たんぱく質が不足しがちになることについても述べました。


第1章でアルブミンのお話しをしましたが、覚えていらっしゃいますか。アルブミン（血清アルブミン値）を見れば、たんぱく質が十分摂れているかどうかがわかります。

そもそもアルブミンは、血液の中に含まれているたんぱく質の一種で、総たんぱくの約6割を占めています。そのため、低栄養かどうかを調べる指標となっているのです。

アルブミンの基準値は、3・8~5・3となっていますが、次のページのグラフを見ればわかるように、アルブミンが高い人ほど長生きであることがわかっています。

このような生存率を示すデータもあるので、私たちはアルブミンを4・4以上にすることを提唱しています。

血清アルブミン値と生存率

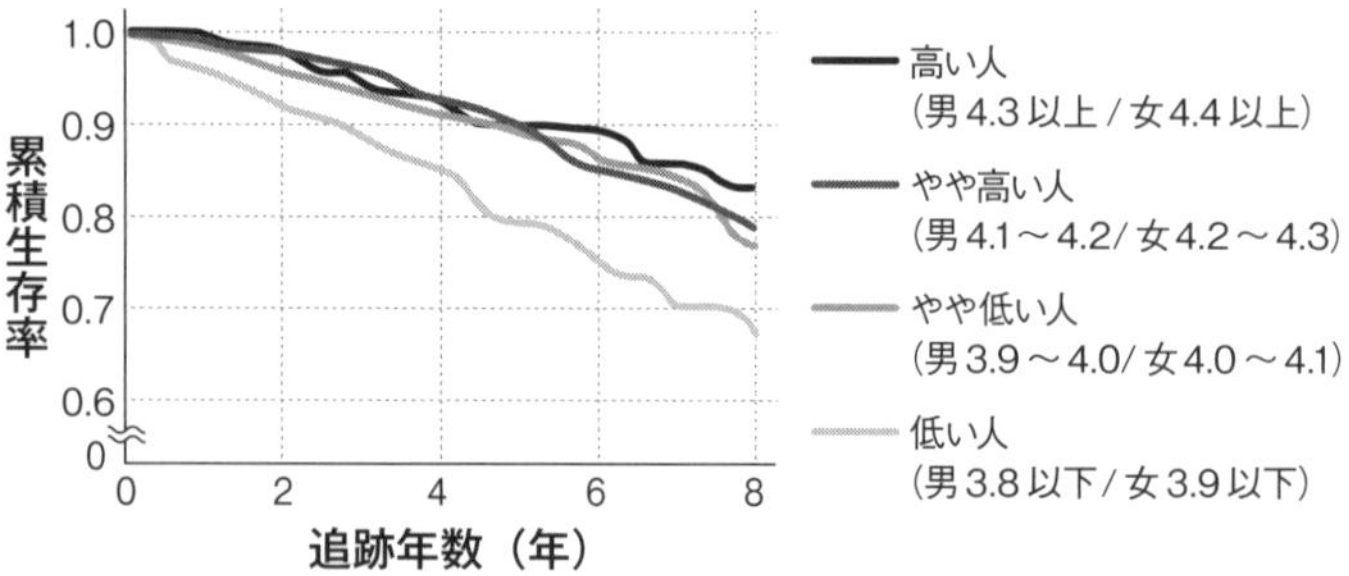

＊Age and Ageing, 1991;20 ; 417-420,H.Shibata et al._Longitudinal Changes of Serum Albumin in Elderly People Living in the Communityより

血清アルブミン値と生存率の関係を示すグラフ。低い人(男3.8以下/女3.9以下）では、生存率が大幅に低下することがわかった

アルブミンを上げるには、たんぱく質を意識して摂らないといけません。たんぱく質は筋肉の材料でもあるので、フレイル（オーラルフレイルも含む）を防ぐためにも、しっかり摂るようにしましょう。

1日当たりのたんぱく質摂取量の目安は、体重1kg当たり1gといわれていますが、高齢になるとたんぱく質の吸収が悪くなるため、フレイル予防には、1～1・2gが目安という人もいます。つまり、体重が50kgの人であれば、1日に50～60gのたんぱく質が必要ということになります。

ただし食べ方による吸収率の問題などもあるため、この量を食べているからといって、実際には足りていないこともあります。そういう人たちの栄養状態がわかるのがアルブミンの数値なのです。

炭水化物過多でメタボや肝臓病に？

糖尿病や脂質異常症、高血圧などの生活習慣病は、歯周病と深く関わっていることを、この章の前半で述べました。

さらにいうと、これらの生活習慣病は脂肪肝から始まります。健康な人でも、肝臓には常に3～5％の中性脂肪が含まれています。

しかし炭水化物（糖質）の多い食事を続けていると、肝臓の中性脂肪が増えていきます。この中性脂肪が20％を超えた状態が脂肪肝です。

高級食材のフォアグラは、ガチョウやアヒルに大量のエサを与えて、肝臓を肥大させてつくります。脂肪肝とは人間の肝臓がフォアグラのような状態になっていることをいいます。

脂肪肝になると肝炎などの肝機能障害を起こすことがあります。肝炎にはウイルス性肝炎（B型肝炎やC型肝炎など）とアルコール性肝炎、そして非アルコール性肝炎（NASH《ナッシュ》）があります。

NASHは「非アルコール性」なので、お酒を飲まない人にも発症します。そしてNASHを放置すると、5～13年のうちに約30％が肝硬変へと進行し、さらにそこから肝臓がんを発症することもあります。

病院で血液検査を受けると、肝機能値を必ず調べます。また健康診断にも肝機能値の項目があります。

肝機能値は、ALT（GPT）、AST（GOT）、γ《ガンマ》-GTPの3つです。血液検査のデータを持っている人は確認してみてください。この3つの数値は必ず載っています。

この中でとくに大事なのがALTとASTです。両者の基準値は10～30IU／L（以下、単位省略）なので、30以上なら脂肪肝の可能性があります。しかし実際には17くらいから肝臓に脂肪がつき始めます。

私たちの1人（栗原毅）は、もともと肝臓病専門医ですが、ALTとASTが20～29は「隠れ脂肪肝」として注意を促しています。

なお、γ-GTPはお酒を飲むと上がるので、アルコール性肝炎の指標とされていますが、お酒の影響でASTが上昇することもあります。

ALTとASTが高くなる原因のほとんどは、糖質の摂りすぎです。つまり、オーラルフレイルが進んで、炭水化物中心の食事に変わってくると、脂肪肝のリスクも高くなるということです。当然のことながら、肝臓がんのリスクも高くなります。

また前述したように、脂肪肝から糖尿病や脂質異常症、高血圧などの生活習慣病は始まります。

これらを早めに予防するためには、炭水化物中心の食事を改めて、たんぱく質の豊富なバランスのよい食事に変えていくことが重要です。

炭水化物の適正量とは？

炭水化物から食物繊維を取り除いたものが糖質です。ですから、オーラルフレイルで食事の好みが変わり、炭水化物中心の食事になると糖質を摂りすぎてしまう可能性があります。

糖質の摂りすぎは肥満の原因にもなるので、最近は肥満予防のためにと、主食のごはんやパンなどを減らす人が増えています。

ところが、主食を減らした分を野菜で補おうといって、ポテトサラダを選んだり、麺の代わりに春雨を食べている人がいます。

ポテトサラダのメインの材料はじゃがいも、そして春雨の原料はじゃがいものでんぷんです。つまり、せっかくごはんなどの主食を抜いても、糖質を減らせていない人が実は多いのです。

糖質を減らしたほうがよいと考えるのはよいことですが、糖質を含むのは主食だけではないので、注意してほしいと思います。

糖質は血糖になって体を動かすエネルギー源になりますから、肉体労働をしている方や、アスリートの方はしっかり摂る必要があります。

しかし現代人の普段の活動量から考えると、ほとんどの人が糖質を摂りすぎています。栗原クリニック東京・日本橋では、現代人の1日に摂るべき適正糖質量は、男性250g、女性200gとしています。

ところが、実際に調査してみると、男女ともあらゆる年代でこの適正糖質量を超えていることがわかりました（食習慣と糖に関する20～60代男女1000人の実態調査）。

その結果を見ると、男性の1日の糖質摂取量の平均は309g、女性は332gとなっています。これは男性では角砂糖15個分、女性では角砂糖33個分に相当する糖質を過剰摂取していることになります。

また適正糖質量を超えて、糖質を摂取している人の割合は73・5％。性別では男性62・4％に対し、女性は84・7％で、女性のほうが過糖質傾向であることもわかりました。

101ページに調査結果のグラフを掲載しましたが、いかに現代人が糖質を摂りすぎているかがわかると思います。

巣ごもり生活では歩けなくなる

さらに心配なのは、コロナ禍で活動量が大幅に減ったため、適正糖質量を守っている人でさえ、エネルギーが過剰になっている可能性があることです。

コロナ禍の巣ごもり生活、すなわち外出を避けて、自宅で過ごす時間が長くなると、体を動かす機会が少なくなります。

会社員ではリモートワークの推進で通勤時間がなくなりました。リタイアした人も、健康のための散歩をやめて、家にこもるようになりました。

その結果、第1章で述べたように、サルコペニア（加齢による筋肉の減少）がいっそう促進されました。

コロナが5類になって、普通の生活に戻ったように見えますが、みなさんはコロナ前と同じくらい体を動かしているでしょうか。

コロナ後もリモートワークを続けている企業が多いと聞きますし、コロナ前に毎

1日の食生活で摂取している糖質量

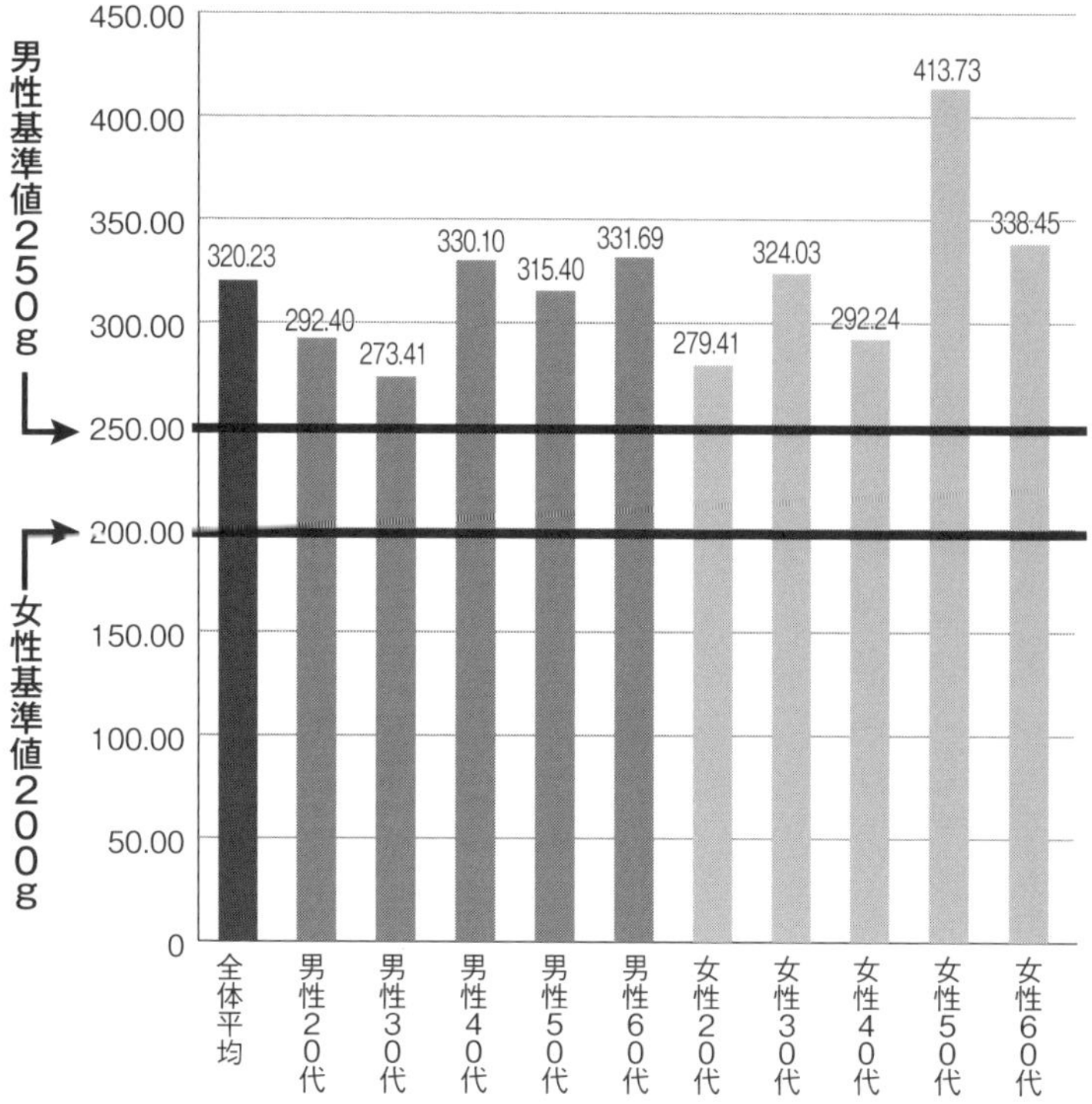

＊サッポロビール株式会社が栗原毅（栗原クリニック東京・日本橋）の監修のもと、全国の20～60代の男女1000名を対象に実施した「食習慣と糖に関する実態調査」より

全体平均の320.23gは角砂糖換算にすると約80個分に相当する糖質量。とくに50代女性は400g（角砂糖換算で約104個相当）を超える量だが、これはこの年代層の糖質を中心とした間食が多い生活習慣が一因と考えられている

日散歩をしていた人は再開されたでしょうか。

とくに60代くらいの人であれば、コロナ禍の3年間でサルコペニアが進行し、歩くとすぐに疲れるようになっているかもしれません。

そのため、ウォーキングをするのがつらくなり、やめてしまった人もいるのではないでしょうか。これでは、明らかな運動不足。また歩き始めないと筋肉量がますます減少していくでしょう。

筋肉は材料であるたんぱく質を摂るとともに、筋肉に刺激を与えていないと、維持することができません。

ところが、オーラルフレイルで炭水化物中心の食事になっている人は、たんぱく質が不足しがちであるとともに、コロナ禍で運動不足にもなっています。これでは、筋力低下を防ぐことができません。

歩かないと骨折のリスクも上昇

散歩は誰にでもできる運動であり、それを続けるだけでも筋力の維持に役立つ運動になります。

今まで歩く習慣があった人が歩かなくなると、骨も弱くなっていきます。本章で歯周病と骨粗しょう症の関係についてお話ししましたが、歩くのをやめると骨への刺激が少なくなるため、骨粗しょう症のリスクも上がります。

高齢者の骨折は寝たきりのきっかけになることが多いので、骨は丈夫にしておかないといけません。

また寝たきりになると、脳への刺激が少なくなるため、認知症のリスクも上がるといわれています。

今はまだ大丈夫でも、運動不足が続いていると、10年後、20年後に骨折して寝たきりになるかもしれません。

それを予防するには、散歩などの歩く習慣を継続して、骨に刺激を与えることが大切なのです。

骨はタテの方向に重力刺激が加わると、微量の電流が骨に伝わり、強さが増すといわれています。そのため、骨粗しょう症の予防には、サイクリングや水泳よりも、重力の刺激が加わるウォーキング（散歩）のほうが効果的ともいわれています。

また骨に必要な栄養素の1つ、ビタミンD（カルシウムの吸収を促進する栄養素）は日光に当たると体内で合成されるので、外に出て歩くのは骨粗しょう症予防にも効果的なのです。

もちろん、骨の材料になるカルシウムも不足しないようにしなければなりません。いつまでも自分の足で歩くためには、たんぱく質とともにカルシウムもしっかり摂るようにしましょう。

第4章

食べる力がよみがえるオーラルケア

歯周病リスクのチェックリスト

この章では、知らない間に低下してしまった食べる力をよみがえらせるオーラルケア（口腔ケア）の方法をご紹介します。

これらの方法は、今は問題がない人が、10年後の食べる力の低下を予防するのにも効果があります。

これまでの章でお話ししてきたように、食べる力の低下にはオーラルフレイルが深く関わっています。そして、オーラルフレイルを進めるもっとも大きな要因の1つが歯周病であることもお話ししました。

そこでまず、あなたは歯周病のリスクがあるのかどうかをチェックしてみましょう。ただし、歯科医院で歯周病を治療中の人は、このチェックは飛ばしてもかまいません。

今まで歯周病で歯科医院にかかったことがない人でも、歯周病になっている可能

歯周病リスクのチェックリスト

①治療していない歯がある	□
②歯と歯の間に食べ物が詰まりやすい	□
③歯みがきにかける時間が5分以内	□
④歯をみがくと歯ブラシに血がつく	□
⑤家族に口臭が気になるといわれた	□

1つでもチェックがあれば、歯周病が疑われる。チェック項目が多くなるほど歯周病が強く疑われる

性があります。

チェック項目は5つありますが、どれか1つ以上当てはまるものがあれば、歯周病の疑いがあります。

①の「治療していない歯がある」に当てはまる人は、歯医者が嫌いな人ではないでしょうか。

むし歯などがあるのに、何年も歯医者に行ってない人は、歯周病のリスクがあるかもしれません。

本音をいえば、治療すべき歯のあるなしに関わらず、1年に1回くらいは歯科医で歯周ポケットの深さなどを調べてもらったほうがよいのです。

②の「歯と歯の間に食べものが詰まりやすい」にチェックが入った人は、歯と歯の間のすき間が開いている可能性があります。

歯周病が進むと、歯肉がやせて下がってくるため、すき間が広がって、食べものが詰まりやすくなることがあるのです。

また、食べものが詰まるのは、詰まる歯に小さなむし歯などができている可能性もあります。いずれにしても、原因が歯周病かどうかを一度調べておく必要があるでしょう。

③の「歯みがきにかける時間が5分以内」に当てはまる人は、十分な歯周病予防ができていないと考えられます。歯周病の原因であるプラーク（歯垢）をきれいに取り除くには2〜3分くらいの歯みがきでは短すぎます。歯周病ケア（歯みがき）には、最低でも5分以上かかります。

④の「歯をみがくと歯ブラシに血がつく」にチェックを入れた人は、歯肉炎の可能性があります。第2章で述べたように、歯肉炎は歯周病の初期段階で、歯肉の出

血や腫れで気付く人が多いのです。

ただし、もっと進んだ歯周炎でも出血することがあるので、出血だけで初期だと断定することはできません。歯周炎では歯がグラグラする（動揺する）症状が出ていることもあります。

もしかしたら、歯を強くみがきすぎて歯肉を傷つけ、出血している可能性もありますが、その場合も歯科医院に行かないと原因が究明できません。逆に、歯肉から血が出るほど強くみがいているなら、歯科衛生士に正しい歯みがきの仕方を教わったほうがよいでしょう。

⑤の「家族に口臭が気になるといわれた」に当てはまる人も、歯周病が疑われます。歯周病は口臭の大きな原因の1つだからです。歯周病菌（嫌気性菌）は代謝の過程で、硫化水素やメチルメルカプタンを産生し、これが口臭の原因になります。また、舌苔《ぜったい》から起こっていることもあります（舌苔については後述）。
ただ、胃腸の病気など、歯周病以外の原因でも口臭が起こることがあります。いずれにしても家族から口臭を指摘されたなら、まず歯科医院で原因が歯周病かどう

かを調べてもらったほうがよいでしょう。

オーラルフレイルのチェック

歯周病のチェックはいかがでしたか？　歯周病は成人が歯を失う最大の原因なので、とくに自覚症状がなくても、歯医者に何年も行ってない人は調べておいたほうがよいと思います。

次に、オーラルフレイルのチェックもしてみましょう。こちらもチェック項目は5つ。1つでも当てはまるものがあれば、オーラルフレイルもしくはその予備軍（プレ・オーラルフレイル）が疑われます。そして当てはまる項目が多いほど、オーラルフレイルが進んでいる可能性があります。

①の「食事の時間が短い、10分以内は普通」に当てはまる人は、よく噛まずに食べているのかもしれません。

噛まずに食べられるということは、やわらかい食べもの、もっと具体的にいえば、

オーラルフレイルのチェックリスト

①食事の時間が短い、10分以内は普通	□
②口の中がよく乾く、水をよく飲む	□
③食事中、むせたり、せきこむことが多い	□
④滑舌が悪くなった、発音しにくい言葉がある	□
⑤頬のたるみが気になってきた	□

1つでもチェックがあれば、オーラルフレイルのリスクあり。チェック項目が多くなるほどオーラルフレイルのリスクが高くなるか、プレ・オーラルフレイルになっている可能性がある

炭水化物が中心の食事になっている可能性があります。

また、第1章で述べたように、噛まずに食べると栄養素の吸収も悪くなるので、食事時間が短い人は要注意です。

②の「口の中がよく乾く、水をよく飲む」にチェックが入った人は、唾液分泌が悪くなっている可能性があります。

食べ物の味の物質は、唾液を介して舌にとどくので、唾液が出ないと食事がおいしく感じられません。食事がおいしくないと、食べたいという意欲も失われるので、低栄養になって、全身

のフレイルが進む可能性もあります。

また朝起きたときに口が乾いている人は、口を開けて寝ている可能性があります。眠っているときの呼吸が、鼻呼吸ではなく、口呼吸になっているのかもしれません。もしも、朝起きたとき口が乾いている人で、家族にいびきを指摘されているなら、睡眠時無呼吸症候群（後述します）の疑いがあります。

③の「食事中、むせたり、せきこむことが多い」に当てはまる人は、第2章で述べたように飲み込む力（嚥下力）が落ちている可能性があります。以前よりも、むせる回数が増えたという人はオーラルフレイルが進んでいるかもしれません。

④の「滑舌が悪くなった、発音しにくい言葉がある」にチェックした人は、舌の動きが悪くなっている、あるいは舌の筋力の低下が疑われます。舌は噛んだ食べものを唾液と混ぜ合わせて食塊をつくり、飲み込みやすくする働きがあるので、舌の動きが悪くなると食べる力も低下します。

⑤の「頬のたるみが気になってきた」に当てはまる人は、表情筋などの口まわりの筋肉が衰えている可能性があります。これらの筋肉の衰えは、口腔機能の低下にもつながります。また、美容の観点からみてもよくないですね。とくにコロナ禍のマスク生活で、頬がたるんできた人が多いのではないかと思います。

歯周病ケアの基本は歯みがきから

歯周病を予防して、８０２０（80歳で残っている歯が20本）を目指すためには、毎日の歯周病ケアが重要です。

歯周病ケアとは、要するに歯みがきのことです。歯みがきを全然やらない人はさすがにいないと思いますが、歯周病を防ぐ歯みがきにはコツがあります。ただ漫然とみがいても、歯周病は予防できません。

逆にいうと、正しい歯みがきをしていれば、歯周病は予防できますし、治療のため頻繁に歯科医院に行く必要もありません。結果的に、医療費の節約にもなるのです。

歯周病予防のための歯みがきは、プラークを取ることが目的です。プラークは歯の表面にもつきますが、とくに大事なのは歯周ポケットのプラークを取ること。そのためには、歯と歯ぐきの間に歯ブラシを当てることが大事です。

みがき方のコツとしては、ペンを持つように歯ブラシを持ち、歯ブラシを歯に対し45度に当てて、20～30回、小刻みに震わせるように前後させます。

このみがき方のことを「バス法」といいます。歯周病菌は夜寝ているときにプラークの中で繁殖するので、夜寝る前の歯みがきはこのくらいやらなければなりません。

歯ブラシを45度で当てるのは、歯周ポケットに入った食べかすをかき出すことが目的です。力を入れすぎると歯肉を傷つけるので注意しましょう。

もう1つ、歯ブラシを歯に対して垂直に当てる「スクラビング法」というみがき方もあるのですが、こちらはおもにむし歯予防のためのみがき方です。健康な歯のためには、歯周病予防だけでなく、むし歯予防も大切ですが、バス法でも歯の表面

歯周病を防ぐ歯みがきのやり方

歯ブラシの持ち方

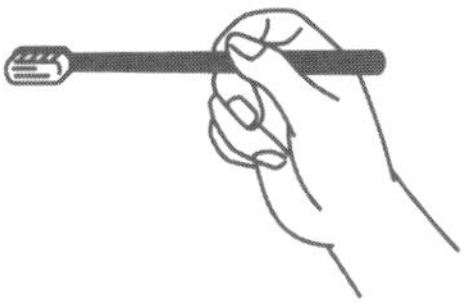

握るように持つやり方もあるが、力が入りすぎる人が多いので、ペンを持つようにすると歯ブラシを小刻みに動かしやすい

バス法のやり方

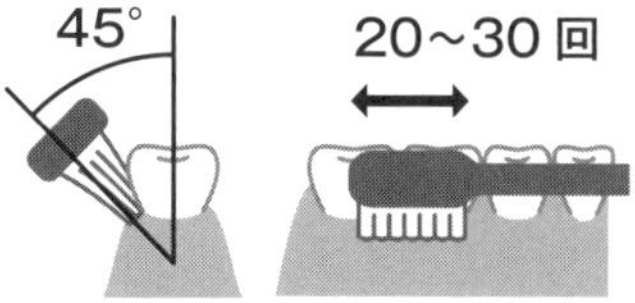

歯と歯肉に対し、歯ブラシの毛先が当たる角度が45度になるように。1本の歯（外側も内側も）につき、20～30回、小刻みに震わせるようにする

歯ブラシの使い方のコツ

歯の外側

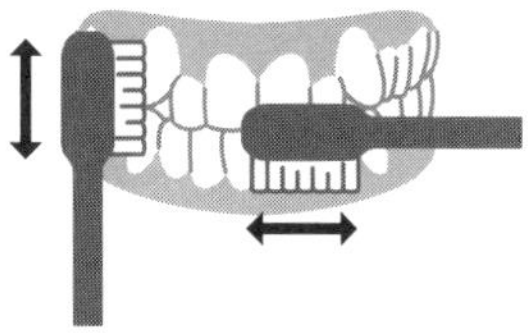

歯と歯肉の間に45度の角度で当ててみがく。歯の側面は立ててみがいてもよい

歯の内側

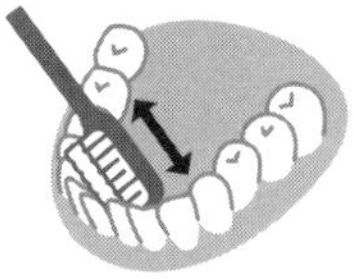

歯ブラシを立てるようにして、歯と歯の境目を意識してみがく

奥歯の内側

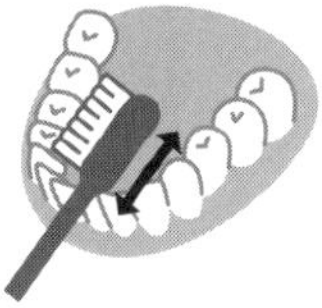

歯ブラシの先を使って、細かく震わせるように歯ブラシを動かす

噛み合わせ面

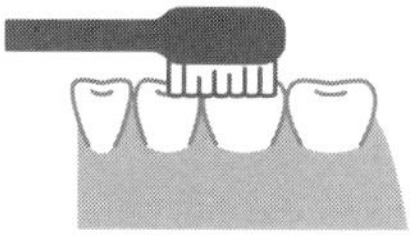

奥歯などの噛み合わせ面は、毛先を歯のくぼみに当てて、やさしくみがく

の汚れはある程度とれますし、食べる力を落とさないための優先順位としては歯周病予防のほうが大事なので、バス法を基本のみがき方としてよいと思います。

バス法は歯肉のマッサージにもなります。適切な圧力をかけて小刻みに歯ブラシを震わせると、歯肉の血流もよくなります。毛先を歯肉に当てて、細かく気持ちよく感じるくらいの強さで震わせるのがコツです。

歯科衛生士は歯みがきの先生

現在は、歯科医院に行くと、口腔ケアのプロフェッショナルである歯科衛生士が歯みがきのやり方を指導してくれます。

今、歯周病予防のための歯みがき法（バス法）を紹介しましたが、人によって歯並びや歯の状態が違っているので、自分ではきちんとみがいているつもりでも、実際にはプラークが取れていないことがあります。

歯科衛生士はそうしたみがき方の弱点を指摘し、みがけてない歯をきれいにするにはどういうふうに歯ブラシを当てればよいかなど、きめ細かなアドバイスをしてくれます。

ですから、この本を読んで、これからまじめに歯周病予防のための歯みがきを始めようと思っている人は、一度、歯科衛生士に教わるのも一つの方法です。

歯科衛生士はその人の歯並びなどを考慮して、どんな歯ブラシを選べば効果的にみがけるのか、また後述する歯間ブラシのサイズや使い方などについても教えてくれます。

とくに歯の異常がなくて歯科医院に行くのであれば、この本に歯科衛生士に歯みがきのやり方を教えてもらえると書いてあったので、一度歯を診てくれませんか？といえばよいでしょう。

歯ブラシの選び方

ドラッグストアに行くと、何十種類もの歯ブラシが並んでいます。どれを選べばよいか困ってしまいますね。

最近では、歯周ポケットに入っても歯肉を傷つけないように、毛先の先端が丸くなっているものとか、いろんなタイプの歯ブラシがあります。

私たちは、歯肉に炎症、知覚過敏のある方には一時的にやわらかめをお勧めします。そうでない方は、「ふつう」を選んでください。「かため」の方がきれいにみがけそうな気もしますが、力を入れすぎたとき歯肉を傷つける恐れがあります。


歯並びが千差万別なように、その人に合う歯ブラシも千差万別です。いろんなタイプを次々に試していけば、自分にピッタリの歯ブラシが見つかるかもしれませんが、なかなか見つからない可能性もあるわけです。

歯ブラシ選びに迷っている人にお勧めなのは、毛先が平らになっている「フラット」タイプで、ヘッドがコンパクトな歯ブラシです。

コンパクトな歯ブラシは、一回でみがける面積が少ないので効率が悪いと思われるかもしれませんが、1本の歯につき裏と表をみがいていくのであれば、コンパクトなほうが操作性はよくなります。

例えば、歯肉と頬の間が狭い人でも、コンパクトなら奥まで入っていきます。めんどうくさいと思うかもしれませんが、ここはコンパクトで丁寧にみがいてほしいと思います。

歯ブラシの交換の目安は1カ月

歯ブラシは毛先が少しでも広がり出したら交換してください。毛先が広がると、プラークをきれいに落とすことができなくなってしまうからです。

「えっ、私は1週間で広がってしまうけど……」という人がいるかもしれませんが、1週間で毛先が広がるのは早すぎます。みがく力が強すぎるのではないでしょうか。

前述のように、気持ちよいと感じるくらいの強さで、小刻みに歯ブラシを震わせるみがき方なら、1～2週間で毛先が広がることはないと思います。

歯並びなどによって歯ブラシの寿命も異なりますが、目安としては1カ月くらいだと思います。

歯に当てる強さの目安は、歯ブラシを手の甲に押し当てて、パッと離したときに、じんわりと赤みが戻ってくるくらいの強さです。意外に弱い力だと思われるかもしれませんが、そのくらいの強さでみがいて、1カ月くらいが交換のタイミングであれば、適切な使い方をしているといえます。

なお、古い歯ブラシはトイレの細かい部分の掃除などに使えるので、捨てずに掃除用具と一緒に置いておくのがお勧めです。

歯は何分みがけばよい？

何分みがけばよいのか？　ということを、みなさん知りたがります。これは歯科医師によっても意見が違いますし、何分がベストとはいえません。

その上であえて時間となると、少なくとも、5分は必要です。大事なのは、時間ではなく、きちんとみがけているか。またタイミングが大事であると、日頃お伝えしています。

ただ時間をかけてダラダラみがいても、案外みがけてないことがあります。基本は集中して短時間でみがいたほうが効率がよいと思います。

また歯ブラシだけでなく、後述する歯間ブラシやデンタルフロス（以下、フロス）、舌みがきの時間などを加えると10分はかかると思います。ですから、「何分？」という質問に対しては、「歯ブラシだけで5分は必要」という答えになります。

食べかすは歯と歯の間や、歯と歯肉の間にたまりやすいので、急いでみがこうとすると、2～3本の歯を一緒にみがくことになってしまい、大事なところにみがき残しが出てくる可能性があります。本当のことをいえば、時間ではなく、すべての歯と歯肉の間と、歯と歯の間（いずれも裏表）をみがくことが重要です。

食べかすが残りやすいのは、①歯の噛む面、②歯と歯の間、③歯と歯肉の間、の3つです。②と③はプラークがこびりついて、歯周病菌が繁殖しやすいので、歯周病予防のためにしっかりみがく必要があります。

①はおもに奥歯のことで、ここに食べかすが残るとむし歯のリスクが上がるので、できれば歯みがきの最後に奥歯のかむ面もみがいたほうがよいでしょう。ただ歯周病予防のための優先順位としては②と③です。

みがく順番についてもよく聞かれます。みがく順番が書かれている本もありますが、別に順番はありません。奥歯からみがいてもよいし、前歯からみがいても同じです。裏からみがいてもよいし、表からみがいてもかまいません。大事なのはすべての歯をみがくということです。

そしてむし歯対策として、歯の噛む面も最後にみがくとよいと思います。歯の噛む面には溝があり、ここに食べかすがたまります。歯も経年劣化をするので、溝が深くなっていれば、噛み合わせの問題も出てきます。噛み合わせが気になる人は、歯科医院で直してもらったほうがよいでしょう。

1日に何回みがいたらよいのか？

1日3回といいたいところですが、大事なのは回数よりもタイミング、つまりいつみがくかということ。そして一番大事な時間帯は、寝る前です。

歯周病菌が夜寝ている間に繁殖しやすいのは、寝ているときに唾液の分泌が少なくなるからです。唾液には殺菌作用があるので、唾液の分泌が盛んな日中は、歯周病菌は就寝時よりはおとなしくしています。

ですから、歯周病菌の温床となるプラークを寝る前にしっかり落として、歯周病菌の繁殖を抑えないといけません。

お酒を飲んだ後に歯みがきをするのは大変かもしれませんが、歯を失わないための一番重要な歯みがきは夜なので、舌みがきなどを含め10分以上時間をかけて、しっかりみがくようにしてください。

もう1つ大事な時間は、朝起きた直後の歯みがきです。朝は必ず朝食後にみがいているという人がいますが、それよりも重要なのは、起床直後です。

朝起きた直後はまだ唾液の分泌が少ないので、口腔内環境が劣悪な状態になっています。

寝る前に歯をきちんとみがいていても、口腔内の歯周病菌がゼロになるわけではありません。口腔内には、歯周病菌が残っています。

この口腔内にいる歯周病菌を飲み込んでしまうと、胃を通過して腸にまで達し、腸内環境を破壊するともいわれています。

朝起きた直後に白湯を1杯飲むという健康法が最近流行っていますが、これは絶対にしないでください。こんな時間に白湯を飲んだら、歯周病菌を飲み込むことになってしまうからです。

それよりも、朝起きてすぐ歯をみがいて口腔内をきれいにしたほうが効果的です。どうしても、歯みがきの時間があまりないという人は、口の中をゆすいで口腔内の悪い菌を吐き出してください。何もしないよりはよいと思います。

もちろん、朝起きてすぐ歯みがきをしているのであれば、朝食後もみがきたい人はみがいてかまいません。食事の後は歯と歯のすき間などに食べかすが残っていますから、それを取り除くのはよいことです。

同じ理由で、昼食後の歯みがきが習慣になっている人も、今までどおり続けてよいのです。

これらの歯みがきは、夜の歯みがきよりも短時間でかまいません。食べかすがたまりそうなところを重点的にみがくのでもよいと思います。

繰り返しになりますが、一番大事なのは夜寝る前の歯みがきです。この時間さえしっかりみがいていれば、朝起きたときは口をゆすぐだけでも、歯周病ケアとしては最低限をクリアしていると思います。

もちろん、それだけでよいという意味ではありません。できる人は、朝起きたときや食事の後にもみがくようにしてください。

歯間ブラシやフロスを使おう

歯ブラシだけでは、歯と歯の間（歯間）のプラークを落とすのに十分ではありません。そのための用具として歯間ブラシやフロスがあります。

理想はフロスですが、使い方がかなり面倒です。フロスは細いナイロン繊維をより合わせた糸を歯間に通して歯の側面をきれいにするアイテムです。

使い方は商品のパッケージにも書かれていますが、コツがいるので、初めて使う人は歯科衛生士の指導を受けたほうがよいでしょう。ちゃんと毎日できるのであれば、フロスが一番です。

実際に使ってみて、フロスが面倒だと思う人は、歯間ブラシをお勧めします。歯間ブラシはいくつかサイズがありますが、健康な歯の人は一番細い歯間ブラシでも歯間に挿入できない場合があります。

しかし、ブラシが挿入できるのであれば、歯間ブラシのほうが簡単です。サイズは7種類ありますが、自分に合ったものを選んでください。サイズ選びのポイントは、無理なく挿入でき、きつさを感じないものを選びましょう。形もL字型（L型）のものと、まっすぐ（I型）のものがありますが、これも好みなので、自分が使いやすいほうを選びましょう。

フロスがうまく指に巻けない方は、糸ようじというものもあります。Y字型の糸ようじは、歯周病になりやすい奥歯の歯間の掃除がやりやすいという人もいます。これも好みなので、自分に合っているなら、それを用いればよいでしょう。

歯ブラシだけのケアよりも、歯間ブラシやフロスのケアを加えたほうが、プラークの除去率は格段にアップします。

なお、フロスや糸ようじの糸がすぐ切れるという人がいます。同じ歯間でしょっちゅう切れるのであれば、歯に微細な欠けなどがある可能性があります。

その場合は、歯科医師に相談したほうがよいと思います。欠けている部分にプラークがついていると除去しにくいので、そこからむし歯や歯周病が進行するリスクがあるからです。

歯みがき剤の選び方

ドラッグストアのオーラルケア売り場に行くと、たくさんの歯みがき剤（歯磨剤）が並んでいます。歯ブラシ同様、どんなものを選べばよいのか困ってしまいますね。配合されている有効成分で選ぶというのも1つの方法です。歯周病に効くといわれている成分には次のようなものがあります。

「トラネキサム酸」は、出血を抑える抗炎症成分で、抗炎症作用があります。歯肉炎の段階であれば改善する可能性があります。

他には、抗炎症作用がある「グリチルリチン酸」という成分もあります。また「酢酸トコフェロール（ビタミンE）」という成分も、血行を促進し、歯肉を活性化する作用が期待できます。歯肉が出血するのは傷ができているわけですが、その傷を治すために血行を促進させるのです。

「イソプロピルメチルフェノール」（ＩＰＭＰ）は、殺菌作用のある成分です。どんなに完璧にケアしたと思っていても、プラークの取り残しは絶対にあるもの。そうした取り残しの歯周病菌を減らす効果が期待できるかもしれません。

使ってみて、よいと思ったらその歯みがき剤を継続して使うのはよいのですが、問題は歯みがき剤の使い方です。

歯みがき剤には発砲剤（泡の出る成分）が含まれているので、1分ぐらい磨いていると口の中が気持ちよくなってきます。その気持ちよさにだまされないでほしいのです。自分ではスッキリしたと思っていても、実際は口の中がネバネバしているということがあります。ネバネバの正体はプラークなのですが、その段階でオーラルケアを終了してしまえば、歯周病予防にはなりません。

ですから、歯みがき剤はあまり付けすぎずに使うのがコツ。歯科衛生士も、歯みがき剤はあまりつけないでみがきましょうと、アドバイスすると思います。意見が1つではありませんが、小豆大くらいの量でよいのではないかと思っています。

いずれにしても、オーラルケアで大事なのは、プラークを取ること。歯みがき剤は補助的なものだと思ってください。

いくら歯周病によい成分が入っているからといっても、それに頼ってケアをおろそかにすれば、歯周病予防にはなりません。

なお、歯周病ケアに特化したものではありませんが、歯みがき剤でよく見かける成分があります。

それは「フッ素」です。最近、日本口腔衛生学会など4学会が、フッ化物（フッ素）配合の推奨される利用方法の声明を出しました。

それは6歳から成人・高齢者においては、フッ化物濃度1400～1500PPMを配合した歯みがき剤を、歯ブラシ全体に1・5～2㎝程度つけてみがきましょう、というものです。

2017年3月、「フッ化物配合の歯みがき剤」のフッ化物イオン濃度の上限が1000PPMから1500PPMに引き上げられので、フッ素の含有量が多い歯みがき剤を選びたい人は、1400～1500PPMのものを選びましょう。

フッ素はむし歯の予防に効果がある成分です。もちろん歯周病が心配な年齢の人でもむし歯のリスクはあります。むし歯も歯周病同様、プラークコントロールが何より大事ですが、有効成分を確認し、うまく活用しましょう。

洗口液は歯みがきの代わりにならない

マウスウォッシュ（洗口液）を使っている人も多いのではないでしょうか。口の中がスッキリするので効いているように感じるかもしれませんが、洗口液を使ったからといってオーラルケアの時短になるわけではありません。使うのはもちろんかまいませんが、歯みがき剤と同様、あくまで補助的なものだと思ってください。

いろんな商品がありますが、アルコールが含まれているものは、口腔粘膜を乾燥させるリスクがあります。私たちとしては、洗口液を使うなら、ノンアルコールのタイプを選んでほしいと思っています。

洗口液は歯ブラシや歯間ブラシでオーラルケアをしても、わずかに口の中に残ってしまった歯周病菌に対して、ある程度効果が期待できます。

とはいえ、口の中にいる細菌（口腔内細菌）にも善玉菌と悪玉菌があります。口臭が気になるのか、1日に何度も洗口液を使っている人がいますが、洗口液を頻繁に使っていると、口腔内に必要な常在菌まで排除してしまい、口腔内細菌のバランスを崩してしまうおそれがあります。

洗口液を使うなら、寝る前のオーラルケアの最後に、1回だけ使うくらいでよいでしょう。

オーラルケアは部屋の掃除と同じです。高性能の掃除機を買っても、毎日ちゃんと掃除をすればよいのですが、商品の性能にこだわるタイプの人は、案外たまにしか掃除していないかもしれません。高い掃除機を買ったことで安心してしまうのでしょう。洗口液や歯みがき剤も同じです。

洗口液や歯周病の有効成分が入った歯みがき剤を使って、スッキリした気になっている人は、基本のオーラルケアがおろそかになっている可能性があります。大事なのは歯ブラシや歯間ブラシを使ってプラークを除去すること。それを忘れないようにしてください。

舌苔の歯周病菌を除去する舌みがき

歯ブラシと歯間ブラシ（もしくはフロス）によるオーラルケアが効果的だといいましたが、もう1つだけやってほしいことがあります。それは舌をみがくということです。

舌の表面に白い苔状のものが付着していることがあります。これは「舌苔」といって、皮膚でいう垢のようなものですが、ここにも歯周病菌がいるのです。せっかくプラークを除去できたと思っていても、口の中はつながっているので、舌苔で繁殖した歯周病菌が、唾液を介して、きれいにした歯や歯周ポケットに戻ってきます。それでは時間をかけて歯みがきをした意味がありません。ですから、舌みがきは必ずやってほしいと思います。

また、舌苔が厚くなると、舌の表面の味を感じるセンサーの役割をしている味蕾

舌苔の歯周病菌を一掃

舌みがきのやり方

❶

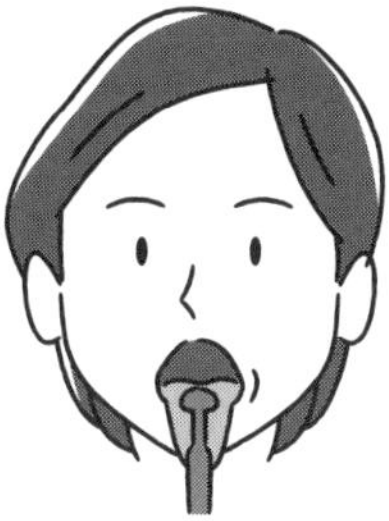

舌ブラシを水で濡らし、舌の中央よりもやや奥のほうに置く。舌を思い切り前に出す

＊歯みがき剤はつけない

❷

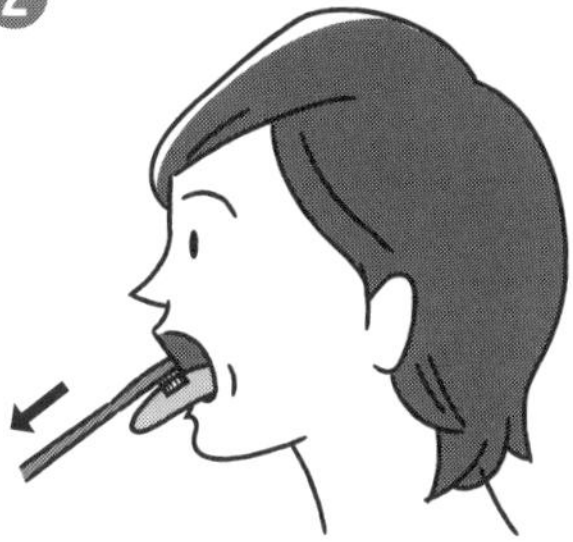

舌の奥から汚れを手前にかき出すように、必ず奥から手前にみがく

＊ゴシゴシこすらないように

こするときのコツ

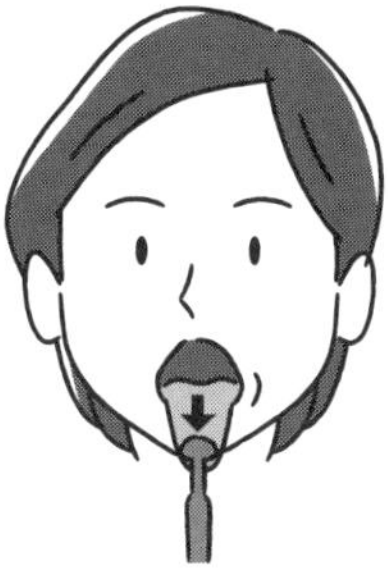

上から下へ。舌の上のほうから下に向かってやさしくこする

舌みがきは鏡を見ながら

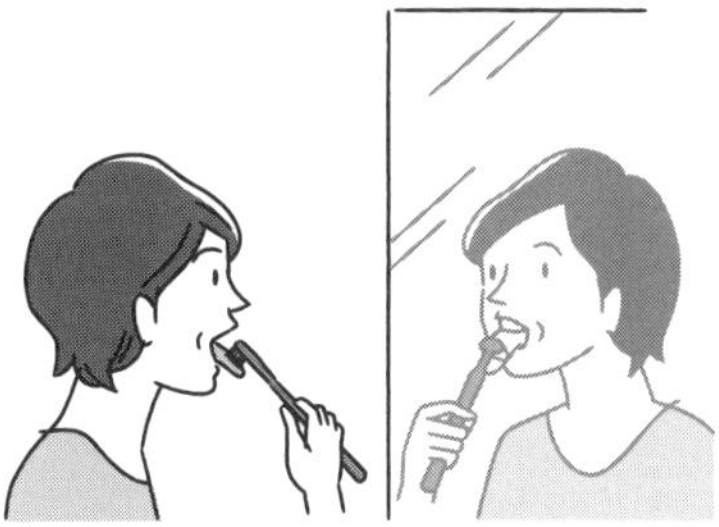

舌の汚れ（舌苔）を確認しながら行うため、舌みがきのときは鏡を見ながら行う

を覆ってしまうことになります。

そうなると、繊細な味の感覚がわからなくなってしまう可能性があります。おいしく食べるためにも舌苔は取ってほしいと思います。

著者の1人（栗原毅）は、ある著書で「舌苔はぜったいに取らないといけない」と書いたことがあります。「舌苔を絶対取る」というと、歯ブラシでゴシゴシやる人がいるようなので表現を改めたいと思います。舌をゴシゴシやると舌の表面に傷がついてしまうので、注意しましょう。舌苔を取るときは、ガーゼを指に巻いて、優しく拭き取るか、専用の舌ブラシを使うとよいでしょう。

舌苔がついていないところはみがく必要がないので、舌みがきをするときは、鏡を見ながら行ってください。

舌がきれいな薄いピンク色になるのが理想です。ただピンク色にならないからと神経質になってみがきすぎる人がいるかもしれません。やわらかい舌ブラシでも、やりすぎると味蕾を傷つける可能性もありますし、強い刺激によって舌の粘膜が角化して硬くなり、よけいに苔がつきやすくなることもあるので注意しましょう。

舌みがきは、舌の奥から手前に5～6回くらいやれば十分です。夜寝る前のオーラルケアの最後に必ず行ってください。

また前述したように、歯周病菌は夜寝ているときに繁殖しますから、起床後のオーラルケアでも行いましょう。

舌みがきを毎日行っていると、歯周病の予防効果が高まるだけでなく、口臭の予防にもなります。

ベロ回しで滑舌がよくなる

「ベロ回し体操」もオーラルフレイル予防にとても効果的なので、ぜひ行ってください。

ベロ回し体操は、歯みがきとセットでやる必要はありません。1日の適当な時間に行うだけで、舌の機能低下を防ぐことができます。

舌の機能低下は、食べる力だけでなく、しゃべる力にも影響します。滑舌が悪くなっている人は、ベロ回し体操をやると滑舌がよくなります。

ベロ回しを考案したのは、日本歯科大学の小出馨《かおる》先生です。小出先生によると、ベロ回し体操は、舌の筋肉だけでなく、口の中やのど、あごなど、頭部のおよそ70種類もの筋肉を同時に鍛えるといいます。

とくに食べものを噛む（咀嚼する）、飲み込む（嚥下する）ときに使われる舌の筋肉や口を開ける筋肉、くちびるの筋肉が同時に鍛えられるので、よく噛んで食べられ、嚥下もスムーズに行われるようになります。さらに、唾液の分泌がよくなるという効果もあります。

さらに、あごの下にある下骨上筋群や、舌の形を変える内舌筋《ないぜつきん》、舌の位置を変える外舌筋《がいぜつきん》が鍛えられるため、睡眠時に舌が上気道に落ち込んで起こる「いびき」や睡眠時無呼吸症候群の症状をやわらげる効果も期待できます。

睡眠時無呼吸症候群の原因は他にもありますが、少なくとも舌が上気道に落ちて、のどが塞がれることで起こるタイプには効果的です。

ベロ回し体操を行う回数は、小出先生は1日20回としていますが、舌の筋肉が弱っている人は、最初のうちは5回くらいやると舌の付け根が痛くなって、それ以上続けられないかもしれません。その場合は、できる回数から始めてかまいません。

食べる力が増して滑舌もよくなる

ベロ回しのやり方

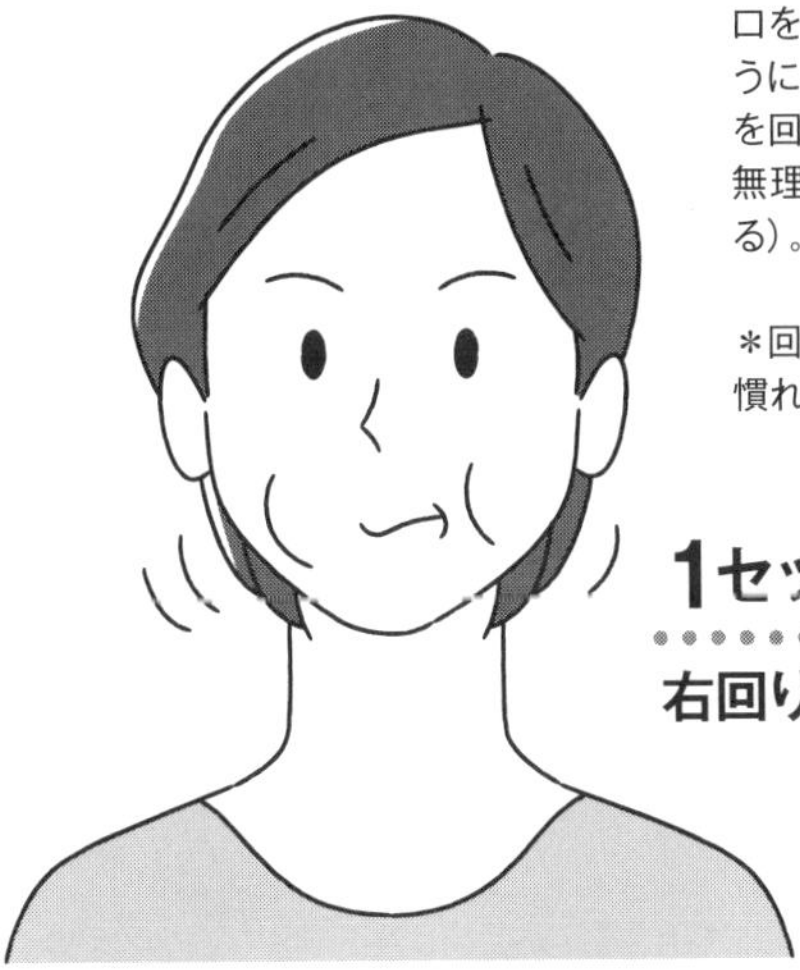

口をしっかり閉じて、外側の歯肉をなぞるように、右回りに舌を回す。同様に左回りにも舌を回す。回数の目標はそれぞれ20回(20回が無理なら10回、もしくは5回くらいから始める)。

＊回すスピードは2秒で1周くらいから始め、慣れてきたら3秒で1周

1セット

右回り20回＋左回り20回

1日3セット

左回りに舌を回す

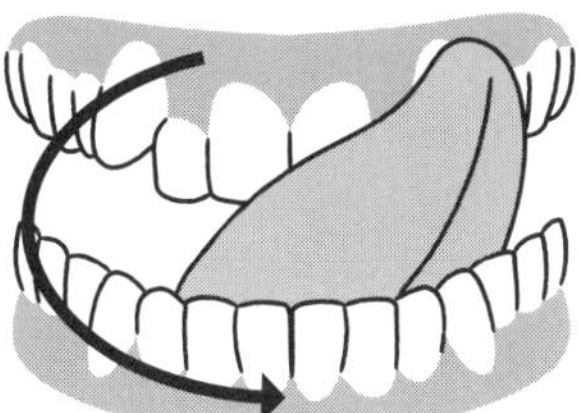

右回りに舌を回す

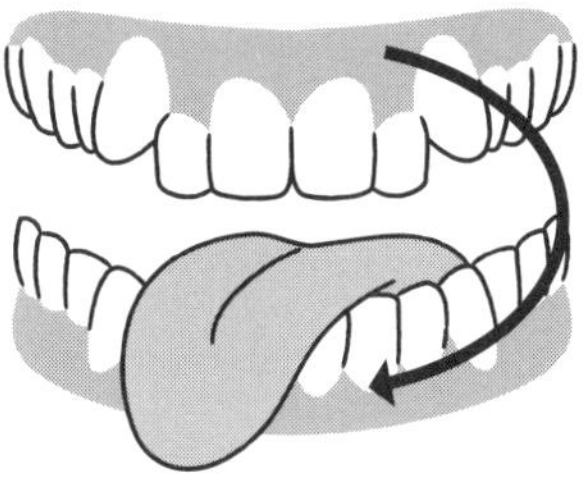

だんだんできるようになります。

なお、小出先生によると、ベロ回し体操で舌骨上筋群（あごの下の筋肉）が鍛えられると、垂れ下がった下骨が引き上げられるので、二重あごの改善にもつながるとしています。二重あごが気になる人には朗報ですね。

なお、ベロ回し体操はマスクをしていれば、どこでもできます。電車に乗っているときなどでも、マスクをしていれば、人目を気にしないでやれるので、みんながマスクをしているような状況では、試してみてもよいでしょう。

歌えば唾液の分泌がよくなる

高齢者施設では、舌や口まわりの筋肉を強化するために、「パタカラ体操」という運動をみんなで行っているところがあります。

これは「パ、タ、カ、ラ」という言葉をはっきりと、できるだけ早く発音するというものです。オーラルフレイルになっていると、この4音が発音しづらくなるので、「パタカラ、パタカラ……」と繰り返すことが効果的なのです。

また、これも高齢者施設でよく行われていますが、唾液腺マッサージというものもあります。唾液腺は唾液をつくる組織のことで、代表的な唾液腺は、耳下腺、顎下腺、舌下腺の3つがあります。それぞれを指で軽くマッサージすることで、唾液の分泌が促されるというものです。

パタカラ体操も唾液腺マッサージも、確かに効果はあるのですが、1人でやるのは退屈かもしれません。

いずれもネットで検索すれば、やり方を調べることは簡単にできますので、興味のある方は検索してみてください。

それよりも、楽しくて効果があるのは歌うこと。歌うのが好きな人なら、カラオケで歌えば、舌や口まわりの筋肉が自然に鍛えられるので、同じことを何度も繰り返すよりも楽しくできるでしょう。

またカラオケはストレスの解消にもなります。鶴見大学歯学部元教授の斎藤一郎先生が行った研究では、カラオケで歌うと唾液の分泌量が増えることを明らかにしています。

さらにストレスがかかると唾液中に分泌されるコルチゾールというホルモンが減少することも明らかにしています。つまり、歌うことでストレスが軽減されることが科学的に実証されたのです。

コロナ禍でカラオケ店に行かなくなって、なんとなくそれが今も続いているような人は、もう1回歌う楽しさを思い出して、また歌いに行きましょう。

わざわざ店に行くのが面倒だと思っているなら、最近はネットの音源を用いて、自宅でカラオケができるマイクもあります。

家族がいる人は難しいかもしれませんが、マイクの有無にこだわらなければ、自宅で好きな歌を大きな声で歌うだけでもよいのです。

その場合も、鼻歌のように小声で歌うのではなく、口を大きく開けて歌うようにしましょう。

高齢者の場合、若い頃によく聴いていた歌を歌うと認知機能が改善するという研究もいくつかあります。好きな歌を歌うこと（聴くことも）は、認知症の予防にもなるのです。

コロナ前の生活習慣を取り戻そう

また、歌うだけでなく、人と会話することも大事です。カラオケと同様、コロナ禍で飲み会に行かなくなって以来、みんなで集まる機会も少なくなってしまったように思います。

気心の知れた人たちが集まって、大きな声を出したり、笑ったりすることが実はオーラルフレイルの予防になるので、ぜひ再開させたいですね。

コロナ禍の習慣がすっかりノーマルになり、コロナ後も人と物理的につながる機会がすっかり失われてしまいました。今こそ、コロナ前の生活習慣を取り戻すチャンスですし、それがオーラルフレイルの予防や改善にもつながるのです。

外に出かけなくても、家族がいるなら、できるだけ会話の機会を増やしましょう。

1人暮らしなら、電話で話すなどして孤立しないことが大事です。

最近は、何でもメールですませる時代ですが、話せる相手がいるなら、どんどん電話で会話したほうがよいのです。

その際、スマホなどのビデオ通話アプリが使えるなら、お互いの顔を見ながら話すことをお勧めします。

相手に見られていると思うと、だらしない顔を見せたくないので、ハキハキしゃべるようになると思います。

早口言葉で滑舌トレーニング

ゲーム感覚でできるなら、早口言葉を繰り返すのも楽しいでしょう。これも現実的には家族がいるほうがやりやすいと思います。

いくつか例文を掲載したので、試してみてはいかがでしょうか。最初できなかった難しい早口言葉がうまく言えるようになったら、うれしいものです。興味のある人はぜひチャレンジしてみてください。

脳を鍛えるということで最近話題になっている音読も、同じような効果があると思います。

舌や口まわりの筋肉を鍛える早口言葉

初級編

東京特許許可局　とうきょうとっきょきょかきょく
派出所で手術中　はしゅつしょでしゅじゅつちゅう
バスガス爆発　ばすがすばくはつ
新春シャンソンショー　しんしゅんしゃんそんしょー
お綾や親にお謝り　おあやや　おやにおあやまり
不幸な夫婦は古い服　ふこうなふうふはふるいふく
老いては負うた子に教えられ　おいてはおうたこにおしえられ
地味な爺やの自慢の地酒　じみなじいやの　じまんのじざけ
中小商工業振興会議　ちゅうしょうしょうこうぎょうしんこうかいぎ
骨粗鬆症訴訟勝訴　こつそしょうしょう　そしょうしょうそ

上級編

この杭の釘は引き抜きにくい　このくいのくぎは　ひきぬきにくい
打者　走者　勝者　走者一掃　だしゃ　そうしゃ　しょうしゃ　そうしゃいっそう
商社の社長が調査書捜査中　しょうしゃのしゃちょうが　ちょうさしょそうさちゅう
京の生鱈、奈良生まな鰹、生米生麦生卵
きょうのなまたら　ならなままながつお　なまごめなまむぎなまたまご
左折車専用車線、右折車が逆走　させつしゃせんようしゃせん、うせつしゃがぎゃくそう
除雪女子除雪車で除雪作業中　じょせつじょし　じょせつしゃで　じょせつさぎょうちゅう
空虚な九州空港の究極高級航空機
くうきょなきゅうしゅうくうこうの　きゅうきょくこうきゅうこうくうき

信長殿も信長殿なら、ねね殿もねね殿じゃ
のぶながどのも　のぶながどのなら　ねねどのも　ねねどのじゃ

言い分があって言おうとしたが　威圧されて何も言えなかった
いいぶんがあっていおうとしたが　いあつされてなにもいえなかった

菊栗菊栗三菊栗、合わせて菊栗六菊栗
きくくりきくくりみきくくり　あわせてきくくりむきくくり

自分の好きなテキスト（本）を選んで、大きな声で音読するだけでよいのです。古典や名作と呼ばれる小説や詩などを音読してはいかがでしょう。

音読は黙読よりも、内容の理解が増すといわれており、認知症の予防にもよいそうです。

もちろん、声を出して読むので、オーラルフレイルの予防にもなります。その際、誰かに読み聞かせるように、大きな声ではっきり読むことが大事です。聞いてくれる相手がいるならいっそうやる気が出ますね。

学校に上がる前の孫がいる世代であれば、孫に絵本を読んで聞かせるとよいのではないでしょうか。

今どきの親たちは忙しいので、祖父や祖母が読み聞かせを買って出れば、喜んでもらえるでしょう。

第5章

食べる力を高める生活習慣

「食べる力」とは何か？

オーラルフレイルは、食べる力を低下させます。もちろん、しゃべる力も低下させるのですが、この章では食べる力を中心に考えていきたいと思います。

そもそも食事にはどんな目的があるのでしょうか。1つは「栄養を摂ること」でしょう。食べる力が衰えて、口から栄養が摂れなくなれば、体はどんどん衰弱していきます。

栄養を摂るだけなら、胃ろう（胃に穴をあけて専用のチューブを挿入し、栄養補給をする方法）もありますが、これは口から食べることができなくなった寝たきりの状態のときに用いる方法。そうならないために、食べる力を衰えさせないでほしいのです。

これまでの章で述べてきたように、オーラルフレイルが進んで、噛む力が衰えると炭水化物中心の食事に変わっていくため、栄養バランスが悪くなります。バランスよく栄養を摂るという点でも、食事はとても重要です。

実はもう1つ、食事には大事な目的があります。それは「楽しみとしての食事」です。例えば、お肉が好きな人が、ぶ厚いステーキを味わうのは楽しいことでしょう。おいしいものを味わって食べるのは、人生において大きな楽しみの1つなのではないでしょうか。

そして、おいしいものは味わいながらゆっくり食べたい。私たちはそう思っていたのですが、食事に時間をかけるのがムダだと思っている人がけっこう多くいるような気がします。

食事に時間をかけるのはムダという考え方

ランチタイムに飲食店に行くと、会社員の方々がものすごい勢いで食べている姿を見ることができます。

ビジネス街のランチをやっている店はどこも混んでいるので、ゆっくり食べる余裕がないのかもしれませんが、それでも早いという印象を受けます。

高度経済成長期からバブル全盛期までの日本が豊かだった頃は、「タイム・イズ・マネー（時は金なり）」の時代でした。

高度経済成長期は「モーレツ社員」といわれ、バブルの頃は「24時間戦えますか」が新語・流行語大賞（1989年）になりました。このように身を粉にして働くのが美徳といわれた世代にとっては、早食いも特技の1つと考えていたようです。

一方、若い人たちも、食事に時間をかけるのはムダだと考えているようです。Z世代（2000年前後に生まれた人たち）が使い始めて話題になった言葉の1つに「タイパ」があります。タイパとは「タイムパフォーマンス」の略で、かけた時間に対する満足度を表す言葉です。

満足度が高ければ「タイパがよい」、低ければ「タイパが悪い」と表現されます。そんな価値観を持って人たちにとって、ゆっくり食べるのはタイパが悪いということになるようです。

タイパをよくするには、食べる時間だけでなく、つくる時間も短くしないといけません。その流れなのか、最近は「時短レシピ」が流行っていますし、コンビニでお弁当やおにぎりを買ってきて食べる人が多いのでしょう。確かに、コンビニのお弁当売り場は充実している印象を受けます。

「ながら食べ」をすると早食いになる

最近ではお弁当などを買ってきて、家で食べることを「中食《なかしょく》」というそうです。「外食」はレストランなど外で食べる食事、「内食《うちしょく》」は家で素材からつくって食べることをいいます。その中間にあるので「中食」というわけです。

コンビニ弁当を買ってきて食べるのも中食です。若い人だけでなく、単身高齢者にも中食が増えているそうです。

会社員では、おにぎりやサンドイッチなどを買ってきて、オフィスで食べるという人もいます。

そういう人たちの中には、オフィスでパソコンを見ながら食べる「ながら食べ」をする人も珍しくありません。オフィスでパソコンを見ながら食事をしているということは、仕事をしながら食べているのでしょう。

飲食店でランチを食べている人の中にも、スマホを見ながら食べている人をよく見かけます。

ながら食べも、よく噛まないで食べているようなので、結果的に早食いになってしまうようです。

オフィスのながら食べや、飲食店で早食いしている人を見ると、おいしく食べているのだろうか？　と心配になってしまいますが、その人たちにとっては、余計なお世話なのかもしれませんね。

早食いは健康を損なう

おいしく食べているかどうかは別として、早食いを続けていると、健康にはよくありません。

私たちは厚労省などの省庁に行く機会がありますが、お昼どきに訪ねると、仮眠をとっている役人がたくさんいます。

話を聞いたら、役人たちの食事時間は3～5分で、うどんが一番人気のメニューということでした。役人はゆっくり食事を摂る時間もないほど忙しいのです。そして、うどんのような炭水化物が中心の食事を早食いしていたら、眠くなるのは当然のことなのです。

炭水化物の栄養素のほとんどは糖質。糖質を一気にたくさん摂ると、血糖値が急上昇します。血液中にエネルギー源となる糖（ブドウ糖）がいっぱいになります。するとそのブドウ糖をエネルギーとして活用するため、インスリンが分泌されます。ブドウ糖が多いほど、インスリンもたくさん分泌されます。

インスリンが多く分泌されると、血糖値は急低下します。その結果、脳のエネルギーとなるブドウ糖が不足して、眠気が起こるのです。

国会議員でも午後の国会でよく居眠りをしている議員がいますが、あの人たちも早食いなのでしょうか。

国会議事堂の議員食堂はいつも混んでいて、食事のローテーションもあるので、早食いにならざるをえないかもしれませんね。

居眠りしている姿がテレビに映っている議員を見ると、昼食くらいゆっくり食べればよいのに、といつも思います。

血糖値スパイクで血管が傷つく

朝が弱い会社員の方などは、朝食を食べずに出勤する人も多いようです。朝食を抜いていると、血糖値の上昇と下降の波はさらに激しくなります。

朝起きたときは、血糖値が下がっていますから、このタイミングで朝食を摂らないとエネルギー（糖質）が体の中に入ってきません。

すると血糖値はどんどん下がってきます。血糖値が低くなると、空腹感が強くなります。空腹感が午前中続くわけですから、つらいと思います。当然、仕事のパフォーマンスも下がりますね。

そしてお昼休みになったら、オフィスの近くの定食屋に入って、空腹感を早く満たそうと、大盛りごはんの定食を10分ぐらいで平らげることになります。

すると今度は、体が低血糖状態から高血糖と呼ばれる状態に変化します。そして血糖値が低いところから高いところまで急に上がると、食後の血糖値も急降下します。つまり食後の血糖値の落ち込みも激しいのです。

その結果、今度は強い眠気がやってきて、居眠りしてしまうわけです。ここでも、仕事のパフォーマンスは下がります。

血糖値のもっとも低い値と、もっとも高い値の差が大きいと、そのたびに血管にダメージを与えます。これを血糖値スパイクといいます。

このような食習慣で血糖値スパイクを毎日繰り返していれば、血管が傷つけられて動脈硬化が進み、将来的に心筋梗塞や脳卒中を起こすリスクも高くなってしまうのです。

逆に、朝食を摂っていれば、午前中に強い空腹感に襲われることもありませんし、昼食もそんなに急いで食べる必要もありません。むしろ、食事をゆっくり味わって食べることができるでしょう。

そうすれば、お腹が空いて何も考えられないとか、眠くて仕事もしたくないという状況から脱することができます。

空腹を感じるまでは食べない

血糖値が下がってくると、人は空腹を感じます。しかし血糖値がゆるやかに低下するなら、激しい空腹感に襲われることはありません。

このような空腹感は、前述のような血糖値の乱高下による空腹感とは分けて考えるべきだと私たちは思っています。

朝食を抜いたりしないで、かつ食事をゆっくり摂るなら、血糖値はゆるやかに上昇し、食後はゆるやかに下降します。

すると次の食事を摂る頃に、「ああ、お腹が空いた」という状態になります。これが健康的な空腹感です。

このような空腹は、今すぐにでも食べたいというような空腹ではありません。いわばがまんできる空腹。このような空腹の時間を持つことが健康によいという考え方があります。

それは「オートファジー」という体のしくみが関わっています。2016年、東京工業大学栄誉教授の大隅良典先生がノーベル生理学・医学賞を受賞しましたが、大隅先生が研究していたのがオートファジーでした。

オートファジーとは、自分自身を食べるという意味で、生物が生命維持に必要なアミノ酸などを補うために、細胞内のたんぱく質を分解して再利用する機能のことをいいます。細胞内のリサイクルシステムとも呼ばれています。

つまり、オートファジー現象が起こると、古い細胞は新しいものにつくり換えられるのです。またオートファジーは免疫にも関わっているため、がんや生活習慣病の発症を抑える効果があるともいわれています。

オートファジーは、食事を摂らない時間が16時間くらいたつと動き出すといわれています。週に1回ぐらいでも効果があるそうなので、興味のある方はやってみてもよいと思いますが、私たちはそこまでやる必要はないと思っています。おだやかに空腹感がやってくるまで食べないだけで十分です。

そのくらい食事の時間を空けると、胃腸をしっかり休めることができます。この時間を持つことが大事なのです。

では、おやつは食べてはいけないのか？　という疑問を持つ人がいるかもしれませんが、おやつについては後で述べます。

そして繰り返し述べているように、食事はゆっくり摂ることが大事です。ゆっくり食べると、血糖値がゆるやかに上がるので、インスリンの分泌は少なくてすみます。インスリンは血糖を取り込んでエネルギーにする作用があるので、インスリンが少ないということは肥満の予防になるのです。

さらにインスリンが少ないと、脂肪を燃やしてエネルギーにする作用が高まるので、肥満の人はダイエット効果も期待できます。

ゆっくり食べることを楽しむ

旅館などの夕食では、お刺身や焼き物などが順番に出てきて、最後に出てくるのがごはんとみそ汁（一番最後にデザートが付く場合もある）です。

会席料理（懐石料理とは異なる）と呼ばれるスタイルで、旬の食材を用いた料理を、一皿一皿味わって食べていただくのが目的です。すべて食べ終えるのに、1時間以上はかかるでしょう。

ところが最近、料理は最初に全部まとめて出してほしいという人がいるようです。比較的若い人に多いようですが、その理由はマナーを知らないことと、このような食事スタイルに慣れていないということがあるのでしょう。ここにも、現代の早食い文化が背景にあるような気がします。

洋食のディナーのコース料理も同様です。前菜から始まって、サラダやスープ、そしてメインの肉や魚の料理が出て、最後にデザートです。こちらも順番に出てくるので、食べ終えるのに急いでも1時間以上はかかると思います。

ところが、好きなように食べられないからコース料理は苦手だという意見を、ネットなどで散見することがあります。

もはや会席料理やコース料理という食文化は、絶滅に向かっているのかもしれません。そしてその背景には、ファストフード文化があるような気がします。

ファストフードとは、ハンバーガーやフライドチキン、カレーライス、ラーメン、牛丼、立ち食いそばなど、注文するとすぐに出てきて、すぐに食べられる食事のこと。ちなみに「ファスト」とは「早い」という意味です。

早く食べることが目的であるとすれば、中食のお弁当なども、広い意味でファストフードと呼べるのかもしれません。

ファストフードに対して、イタリアから始まったスローフード運動というものがあります。ファストフードの台頭で失われつつある伝統的な食文化を守ろうという運動ですが、時間をかけて食事をつくり、ゆっくり楽しんで食べようという意味も込められているようです。

伝統的な食事のスタイルには、それが生まれた理由があります。会席料理であれば、旬の食材で料理人が腕をかけてつくった料理を、楽しんで味わって食べることでしょう。

海が近い宿なら豊富な海産物が、山の宿なら地元の山菜などが使われた料理が出てきますが、それをゆっくり味わって食べるのは、ファストフードを急いで食べるのとは、別の楽しみ方だと思います。

体は食べたものでできている

そもそもファストフード文化には、健康という考え方が抜けています。果たしてファストフードだけで十分な栄養が摂れるのでしょうか。

よくいわれる言葉ですが、体は食べたものでできています。ヒトが生きていくためには、食事を摂らないといけません。

必要な栄養が摂れなければ、体を維持することができません。確かに飽食の時代といわれる現代の日本では、欠乏している栄養素はないといわれています。しかし逆に、過剰な栄養を摂りすぎて肥満になったり、栄養バランスを崩して体調を悪くしている人が増えているという現実があります。

よく「栄養バランス」といいますが、みなさんは正しい栄養バランスとはどういうものか覚えていますか？　栄養素の基本である3大栄養素については、小学校の家庭科で習っているはずですが、3食を菓子パンですませている大人がいるという話を聞くと心配になります。そこで、栄養素の基本について、ここで簡単におさらいしておくことにしましょう。

3大栄養素とは、炭水化物、脂質、たんぱく質の3つ。これはみなさんもご存じだと思います。

炭水化物はエネルギーになるものです。このエネルギーとは糖（ブドウ糖）のこと。炭水化物に含まれるでんぷんは、体内で分解されて糖になります。炭水化物から食物繊維を除いたものが糖質なので、ここでは糖質と呼ぶことにします。糖質はすぐ使えるエネルギー源であるブドウ糖や、グリコーゲンとして肝臓や筋肉に蓄えられます。

脂質は油（脂）のことで、これもエネルギーになるものです。体脂肪として蓄積され、必要に応じてエネルギーに換わります。肝臓や筋肉に蓄えられたグリコーゲンが枯渇すると、体脂肪がエネルギーとして使われます。

たんぱく質は体をつくる栄養素です。内臓や骨、血液、皮膚など体のあらゆる組織はたんぱく質が主成分です。もっともよく知られているのは、筋肉でしょう。たんぱく質が不足すると、筋肉量が減って筋力が低下します。

これにビタミンとミネラルが加わったのが5大栄養素です。現代ではビタミンやミネラルが極端に欠乏することはほとんどないので、本章ではビタミン、ミネラル（カルシウムを除く）の役割については割愛しますが、興味がある人は自分で勉強するとよいでしょう。

ゆっくり食べないと栄養にならない

次に大事なのは、3大栄養素はゆっくり食べないと十分な栄養にならないということです。

これについては第1章で説明しています。よく噛んで食べることで唾液が分泌し、唾液に含まれる消化酵素が働きます。逆に、よく噛まずに早食いすると、消化酵素が働かないため、栄養素の吸収が悪くなります。糖質はアミラーゼ、脂質はリパーぜ、たんぱく質はペプシンという酵素によって分解されますが、いずれも唾液に含まれています。

これまで「ゆっくり食べる」といってきましたが、正確にいうと、「よく噛んで食べる」ということです。

噛むためには歯がしっかりしていないとできません。だからオーラルの健康が大事なのです。


よく噛むのは固形物だけではありません。子どもの頃、牛乳を「噛むようにして飲みなさい」といわれたことはありませんか?

冷たい牛乳を一気に飲むとお腹を壊すので、このようにいわれたのかもしれませんが、実は理にかなった飲み方なのです。

牛乳はたんぱく質や脂質が豊富な飲料ですが、ゴクゴク飲むとこれらの吸収が悪くなってしまいます。

これに対して、噛むようにして飲めば、唾液が出てきます。飲みものも、消化酵素と混ぜ合わせることが重要なのです。

たんぱく質が不足している高齢者に対し、プロテイン（たんぱく質）配合のサプリメントを勧めることがありますが、この場合も、一気に食べてしまっては十分な効果が得られません。ゼリータイプのプロテインも、少しずつ噛むようにして食べるようにすると、唾液が出てきて吸収もよくなります。

早食いはインスリンのムダづかい

早食いするとインスリンが多量に分泌されるといいましたが、これは検査をするとすぐにわかります。

食後1時間の血中インスリン濃度（単位省略）を調べると、正常な人は20くらいなのですが、糖尿病の人では、１００とか２００くらいの人が普通にいます。正常な人の実に5倍から10倍もすい臓からインスリンが分泌されています。これではすい臓も次第に疲れてきますね。

食事時間を聞くと、みんな早食いです。だいたい5～10分で食べ終える人が多いのです。

こういう人に対し、ゆっくり噛んで食べるように指導すると、インスリン分泌も少なくなり、糖尿病が改善する傾向が見られます。

糖尿病になると、まずインスリンの効き目が悪くなります。これをインスリン抵抗性（73ページ参照）といいます。

インスリンの効き目が悪くなると、血糖値を下げるために分泌されるインスリンの量が増えます。それに加えて、早食いによる過剰分泌が続くと、やがてインスリンをつくる能力も衰えます。インスリンはすい臓でつくられるホルモンなので、過剰分泌が続くとインスリンがつくれなくなってしまうのです。

この状態になると、インスリンを注射して補うインスリン自己注射療法などが必要になります。

こうならないためにも、糖尿病の人はインスリンのムダづかいを防がなければなりません。インスリンの節約のために、もっとも簡単で有効な方法が、ゆっくり噛んで食べることなのです。

炭水化物よりも肉を食べる

これまでの章で、オーラルフレイルが進むと、食の好みが炭水化物中心になってくると、繰り返し述べてきました。食べる力が低下すると、固いものを噛んで食べるのが面倒になり、やわらかいものを好むようになるからです。本人が意識していなくても、だんだん固いものを避けていくような傾向があるようです。

食事における炭水化物の比率が大きくなると、その一方で、たんぱく質の比率が低下しがちです。たんぱく質は体をつくる栄養素であり、とくに筋肉を維持するためには減らしてはいけない栄養素です。みなさんは十分なたんぱく質を摂れているでしょうか。

肉はちゃんと食べているという人でも、早食いの習慣があるのか、ほとんど噛まずに飲み込んでしまう人がいます。

ひと頃流行った立ち食いスタイルのステーキ店（イス席がある店舗もある）が好

きで、よく通っていたという人から聞いた話ですが、その店ではみんな肉を噛まずに飲み込むようにして食べているというのです。立ち食いスタイルということもあり、みんな早食いなのでしょう。その人もステーキは噛まずに飲み込むように食べているといっていました。

実はその人は患者さんなのですが、肉を食べているのに、アルブミン値が低いのです。たんぱく質が足りているかどうかは、アルブミンの数値をみればわかりますが、どうやら早食いに原因があるようです。

そこで、ゆっくり食べるように指導したところ、ようやくアルブミンの数値が上がってきたという例があります。

アルブミンは健康診断の項目にありませんが、「総タンパク（総蛋白）×0・6」の計算でわかります。

総タンパクの約60％がアルブミンとされているので、0・6を掛ければ、アルブミンのだいたいの数値がわかります。

アルブミン値が低いと筋肉の材料が足りないので、運動をしても筋肉がつきません。第4章で紹介したオーラルフレイルを予防する運動（舌回しや早口言葉など）も、たんぱく質を摂らないと効果がありません。

胃の手術をした人は、一回に食べられる量が少なくなるので低栄養になりがちです。それを防ぐため、50gの肉をゆっくり噛んで食べるような指導が行われています。そうすると、唾液の分泌もよくなり、たんぱく質の吸収もよくなって、筋肉量の低下が防げるというわけです。

噛みごたえのあるステーキを、味わいながら、よく噛んで、ゆっくり食べれば、たんぱく質も摂れますし、噛むための筋肉も同時に鍛えることができます。

食事はたんぱく質を意識

1日に必要なたんぱく質量は、体重1kgあたり1gとされています。さらに高齢者の場合は、たんぱく質の吸収が悪くなるので、体重1kg当たり1・2g必要とする人もいます。この考えだと、高齢者で体重60kgの人は72g程度のたんぱく質が必要ということになります。

私たちは、よく噛んでゆっくり食べるのであれば、1gでも十分ではないかと考えていますが、これ以下の数字にはならないようにしましょう。

肉類であれば、牛肉か豚肉か、あるいは同じ動物の肉でも部位によって異なりますが、だいたい100gで20gくらいのたんぱく質が摂れます。

魚も魚種によって差がありますが、肉と同じく100g当たり20g前後のたんぱく質が摂れます。

この他、卵1個（M玉）には約10g、豆腐は半丁で約10gのたんぱく質が摂れます。豆腐などの大豆製品は、たんぱく質が豊富なので、肉や魚だけでなく積極的に摂るようにするとよいと思います。

ちなみに、卵は生で食べるより加熱したほうが、たんぱく質の吸収がよくなります。ゆで卵の場合、固ゆでよりも、温泉たまごや半熟と呼ばれるくらいが一番たんぱく質の吸収がよいので覚えておくとよいと思います。

先ほど出てきた3大栄養素ですが、従来は「炭水化物（糖質）6：たんぱく質2：

脂質2」のバランスで食べるとよいといわれていました（厚労省と農水省による「食事バランスガイド」より）。

しかし現代人は、運動量（活動量）が減っていて、肥満の人も増えているので、糖質の量を減らしたほうがよいのです。そこで私たちは「糖質5：たんぱく質3：脂質2」のバランスを推奨しています。

糖質の量については、第3章で述べた1日の適正糖質量（男性250g、女性200g）を参考にしてください。

骨折が心配な人はカルシウムも

現代ではビタミンやミネラルなどの栄養素が極端に欠乏することはほとんどないといいましたが、ミネラルで唯一推奨量に足りていないのがカルシウムです。

カルシウムが不足すると、骨粗しょう症などの原因になるので、意識して摂ったほうがよい栄養素です。

第3章でも述べましたが、骨粗しょう症は骨が脆くなって骨折しやすくなる病気です。

とくに更年期以降の女性は、ホルモンバランスの変化によって、骨粗しょう症のリスクが高まるので、カルシウムをしっかり摂っておくことが大事です。

成人1日当たりのカルシウムの推奨量は、男性700〜800mg、女性650mgとなっています（日本人の食事摂取基準2020年版より）。

カルシウムが豊富といわれる牛乳は110mg、ほうれん草は99mg、イワシは74mg（いずれも100gあたり）なので、意識して摂るようにしないと推奨量には足りません。


また、これも第3章で述べましたが、骨を強くするには、タテ方向に重力刺激を加える運動が効果的です。そこで、部屋の中でできる簡単な骨のための運動を紹介しましょう。

やり方は簡単です。床にまっすぐ立って、かかとを上げ、ストンとかかとを落とすだけでよいのです。かかとを落としたときの刺激が、骨をつくる細胞に伝わり、骨を強くします。

実際に行うときは、イスの背もたれなどに手を添えて、転ばないように注意して行ってください。

この運動を2秒に1回くらいのペースでリズミカルに行います。続けてでも、何回か分けてもかまいませんが、1日50回を目安に行うとよいといわれています。

テレビを観ながらでもできますし、家事の合間に行うこともできます。骨量を増やしたいと思っている人は、ぜひチャレンジしてみてください。

油はオリーブオイルとオメガ3

脂質も3大栄養素の1つです。エネルギー源としてだけでなく、細胞膜やホルモンの材料になるなど、大事な役割をしています。その一方で、脂質の摂りすぎは肥満の原因になるともいわれています。

前述したように、「糖質5：たんぱく質3：脂質2」の割合で摂っていればとくに問題はないので、くれぐれも摂りすぎに注意しましょう。

脂質を選ぶ際、よい油と悪い油があることも覚えておくとよいでしょう。植物油に多く含まれる不飽和脂肪酸（常温では固まらない油）には、オメガ3とオメガ6（多価不飽和脂肪酸）、そしてオメガ9（一価不飽和脂肪酸）があります。

このうち、オメガ3とオメガ6は必須脂肪酸といって、体内で合成できないので、食品から摂らないといけない油です。

さらにオメガ3とオメガ6は、1：2の割合で摂るのが理想的だといわれていま す。ところが現代人の食生活はオメガ6の比率がかなり高くなっています。というのは、普段調理などに使われている食用油のほとんどがオメガ6だからです。外食産業で用いられる天ぷらやフライなどの揚げ油も、ほぼオメガ6です。そのため、現代の日本人はオメガ6の比率が相当高くなっているといわれています。

ですから、油の摂取ではできるだけオメガ6を少なく、オメガ3を増やすことが大事です。

オメガ6を減らす方法の1つとして、炒め油をオリーブオイル（オメガ9）にするとよいでしょう。オリーブオイルは酸化しにくいからです。

一般に油は加熱すると酸化が進み、酸化した油が体内に入ると、細胞をサビつかせて（酸化させて）、動脈硬化や老化などの原因になるといわれています。しかしオリーブオイルは過熱しても酸化しくいので、炒めものにお勧めなのです。

またオリーブオイルは腸管のすべりをよくして便通をよくする効果もあるので、積極的に使いたい油の1つです。ちなみに、オメガ9のオリーブオイルは、多く摂っても体に悪さをしません。

一方、オメガ3を増やすには、オメガ3を多く含む亜麻仁油やえごま油などを摂るようにします。これらの油は酸化しやすいので、過熱せず生のままサラダなどにかけて食べるようにしましょう。今は亜麻仁油もえごま油も普通にスーパーの棚に並んでいるので、探してみましょう。

もう1つ、オメガ3を含む油に魚油があります。魚油に含まれるDHAやEPAが体によいという話は知っていると思います。このDHAやEPAもオメガ3の油です。

北極圏のグリーンランドに住む少数民族のイヌイットは、総カロリーの約4割をアザラシなどの動物性脂肪から摂取しているのに、心筋梗塞などの心疾患になる人が極めて少ないという報告があります。

その理由を探っていったところ、魚をいっぱい食べているアザラシの脂肪にも、DHAやEPAが多く含まれていることがわかりました。そこから、DHAやEPAが注目されるようになってきたのです。

DHAやEPAは、イワシやサバなどの青背魚に多く含まれています。イワシやサバの缶詰でも効果は変わらないので、生魚が手に入りにくいときは、缶詰を利用するのも1つの方法です。

お酒とどうつきあえばよいのか？

夕食はお酒を飲みながら食べるという人も多いと思います。前述した会席料理やディナーのフルコースというのは、実はお酒を飲みながら食べることを想定しています。だから、ゆっくり食べるのが基本なのです。

もちろん、飲めない人や飲みたくない人が無理に飲む必要はありませんが、そもそもそもこれらは、お酒を飲む文化が背景にあって生まれた食文化です。西洋ではワインを飲みながら食べるスタイルが一般的ですが、それは飲めない人がほとんどいないからです。

世の中には、お酒を飲んでも顔が赤くならない人、お酒を飲むと顔が赤くなる人、お酒をまったく飲めない人（下戸）の3つのタイプが存在します。

これは両親から受け継いだ遺伝子によって決まります。正しくいうと、お酒を飲むと発生する有害物質（アセトアルデヒド）を分解する酵素が働く遺伝子と働かない遺伝子ですが、ここでは飲める遺伝子、飲めない遺伝子としておきます。

例えば、お酒を飲んでも顔が赤くならない人は、両親がどちらも、お酒を飲める遺伝子を持っています。

逆に、両親がどちらもお酒を飲めない遺伝子を持っているなら、その子どもも下戸になります。

そして、両親のどちらか一方が飲める遺伝子を持っていて、一方が飲めない遺伝子を持っているなら、その子どもはお酒を飲むと顔が赤くなるタイプになります。飲めるけど、それほど強くないというタイプです。

日本人は飲んでも赤くならない人が約5割、赤くなる人が約4割、下戸の人が約1割いるとされていますが、ヨーロッパ人では下戸の人はほとんどいないといわれています。

お酒よりもおつまみ選びが重要

要するに、お酒に弱い人や下戸の人は遺伝的な体質なので、無理に飲む必要はありません。逆に飲める人は飲んでかまいませんし、飲んでゆっくり食べられるなら、それでよいのです。

お酒の弊害ということがよくいわれますが、実はお酒そのものよりも、お酒の飲み方や、一緒に食べるおつまみに問題があることのほうが多いようです。とくに居酒屋などで飲むときは、注意しなければなりません。

居酒屋に入ると、「とりあえずビール」という人が多いと思います。それも生ビールを選ぶ人のほうが一般的かもしれません。

生ビールはジョッキで提供されますが、ジョッキに入った冷たいビールを、一気にゴクッと飲みたくなる気持ちはわかります。

しかし、空っぽの胃腸に大量のビールを流し込むと、アルコールがすばやく吸収されるため、肝臓への負担が大きくなります。肝臓に負担をかけない飲み方は、チビチビ飲むのが基本です。そのほうが、長く飲めるので、お酒飲みの達人の飲み方はチビチビなのです。

そこでビールから始めたいという人は、生ビールではなく、瓶ビールを頼むことをおすすめします。それも誰かに注いでもらうのではなく、手酌でコップに注ぎます。もちろん、2杯目以降も手酌にして、マイペースで飲むようにするのです。

おつまみの選び方も大事です。居酒屋ですぐ出てくるおつまみの1つにポテトサラダやマカロニサラダがありますが、じゃがいもやマカロニは炭水化物の塊です。最初から炭水化物たっぷりのおつまみを摂ると血糖値がどんどん上がっていきます。またお酒が入ると自制が効かなくなるので、糖質の摂りすぎになる恐れがあります。

やはり最初は、野菜サラダがいいでしょう。食物繊維が豊富な野菜を最初に摂ると、血糖値の上昇がゆるやかになるからです。

トマト入りのサラダなら、なおよいです。トマトを摂ると血中のアルコール濃度が3分の2から半分になるという研究もあります。夏なら冷しトマトなどもよいと思います。

そして次に頼むおつまみは、たんぱく質です。焼き鳥やから揚げ、刺身や焼き魚、だし巻き卵、植物性のたんぱく質では、冷や奴や枝豆もいいと思います。

これらのおつまみも、お酒と一緒にしっかり味わいながら、よく噛んでゆっくり食べるようにしましょう。

そして、シメには焼きおにぎりとかお茶漬けが欲しくなる気持ちはわかりますが、みそ汁かスープなどにします。くれぐれも居酒屋を出てから、ラーメンを食べに行くようなことはやめてください。

この食べ方をすれば血糖値の急上昇も防げますし、糖質の過剰摂取を防ぐことができます。また、ゆっくり食べながら飲むことで、アルコールの吸収もゆるやかになり、肝臓に負担をかけない飲み方になります。

チェイサーが口腔内の乾燥を防ぐ

シメに汁物が欲しくなるのは、体が水分を求めているからです。アルコールを摂ると、体は脱水状態になりますが、それには2つの理由があります。

1つはアルコールの利尿作用です。とくにビールは利尿作用が強く、1ℓのビールを飲むと、1.1ℓの水分が失われるといわれています。

もう1つは、アルコールを分解するときに水分が必要だからです。前述のアセトアルデヒドは、体内で酢酸に分解され、さらに二酸化炭素と水になって無害化され、尿や汗となって排出されます。この過程で水が必要となるのです。

バーなどでストレートのウィスキーを頼むと、チェイサーと称して、水が出てきます。アルコール度数の高いお酒は口腔内や食道などの粘膜に負担をかけるので、チェイサーで薄めるわけです。

また、お酒飲みの達人は居酒屋でも、水を頼んでいます。お酒を飲むときは水が必要であることを体で知っているのかもしれません。

いずれにしても、どんな店でお酒を飲むにしても、脱水を防ぐためにチェイサーが必要です。水の分量はお酒と同量がよいとされています。


お酒を飲む途中で水分を補うというのは、オーラルの健康にも効果的です。第4章で洗口液はノンアルコールのものを選んだほうがよいといいました。アルコールは口腔粘膜にダメージを与えたり、アルコールの利尿作用により唾液の分泌を悪くして口腔内を乾燥しやすくしたりするからです。お酒を飲むとき、水を飲むと口腔内の乾燥が防げます。

また濃い目のお酒を飲んでいると、口腔内が酸性に傾いていきます。口の中が酸性になると、酸蝕症（酸性の強い食べものや飲みものによって歯が溶けてしまうこと）の危険性も高まるため、口腔内を中和するためにも、水を飲みながらお酒を飲んだほうがよいのです。

そして水を飲まないでお酒を飲み続けると、トイレの回数が増えて、どんどん体から水分が失われていきます。すると、唾液をつくるために必要な水分も少なくなるので、ますます口腔内が乾燥しやすくなります。

お酒を飲みすぎた翌日、口臭が強くなることがありますが、これは口腔内が乾燥していることが原因です。

翌日の口臭を防ぐためにも、お酒を飲むときはチェイサーを頼みましょう。なおこれは、外で飲むときだけでなく、自宅で飲むときも同じです。チェイサーを用意するのはもちろん、みそ汁やスープをつまみにするのもよいでしょう。

醸造酒と蒸留酒はどっちがよい？

お酒にはビールや日本酒、ワインなどの醸造酒と、ウィスキーや焼酎などの蒸留酒があります。

醸造酒には糖質が含まれているのに対し、蒸留酒は糖質がゼロです。そのため、糖質の摂取を減らすには蒸留酒がよいといわれています。でも日本酒2合の糖質量が10g程度なので、それほど気にする必要はないと思います。

醸造酒は日本酒にしろ、ワインにしろ、食事と一緒に味わうお酒ですから、食事と一緒によく味わって飲めばよいのです。

ワインには料理との組み合わせが重視される文化がありますが、日本酒にもあります。この料理に合ったお酒はどんなものがよいかを考えるとか、そんな知識があるとお酒を飲みながら食べるのがもっと楽しくなるでしょう。


これに対し、甲類焼酎やウォッカなどの蒸留酒に、果汁や甘味料などを添加したサワー系のお酒は健康によいとはいえません。

缶入りのお酒もこうしたタイプが増えていますが、果汁に含まれるコーンシロップなどの甘味料は、脂肪肝を増やす危険な糖質なので、アルコールと一緒に摂るのはお薦めできません。またこうした缶入りのお酒は、アルコール度数が9％以上のストロング系が増えているので、いっそう肝臓への負担が大きくなります。

お腹が空いたときはチョコレート

外食などで糖質の摂りすぎが心配なときは、飲食店に入る前に高カカオチョコレートを2枚（1枚5g）食べることをお勧めします。

高カカオチョコレートは、カカオ成分を70％以上含んだ、あまり甘くないチョコレート。パッケージに「72」とか「86」とか書かれていますが、これはカカオの含有率（％）を示しています。カカオには食物繊維が豊富なので、食事の前に食べておくと、糖質を摂っても食後血糖値があまり上がりません。

またカカオに含まれるポリフェノール（カカオポリフェノール）には、動脈硬化の進行を抑える働きがあるので、糖尿病の人にはおやつを食べたいときにお勧めしているほどです。

おやつがやめられない糖尿病の人に、おやつを高カカオチョコレートに換えてもらったら、数値がよくなったというケースもたくさんあります。

また糖尿病でなくても、お腹が空いてしょうがないというときのおやつには、高カカオチョコレートがよいと思います。少量の糖質が脳の栄養になる一方、血糖値がゆるやかに上がるので血糖値スパイクの心配もありません。

ただ少量とはいえ砂糖が含まれていますし、粘着性のある食品ですから、むし歯の予防のために、食べた後は口をゆすぐようにしましょう。

空腹のときは、急いで食べがちなので、食事の最初に酢納豆を一緒に食べるのもお勧めです。要するに、納豆に酢をかけて食べればよいのです。

酢には血圧を下げる働きがありますし、糖質の吸収をゆるやかにする働きもあります。このとき摂る酢は15㎖程度が適量です。大さじ1杯当たりに含まれる炭水化物が1・0g以下のものを選びましょう。

ビールや日本酒に含まれる糖質が、どうしても気になるという人は、最初に食べるおつまみを酢納豆にするとよいと思います。

この他、油も糖質の吸収をゆるやかにする働きがあるので、納豆にオリーブオイルをかけて食べるのもよいでしょう。

フレイルを防ぐスロースクワット

第2章で、オーラルフレイルの人は、身体的フレイル（虚弱）になりやすいというお話をしました。身体的フレイルの症状にはいろいろありますが、とくに目立つのが歩く能力がだんだん低下していくことです。

70歳になっても、自分の足でスイスイ歩くためには、足の筋肉を衰えさせないように運動しないといけません。

といっても、運動は苦手という人が多いのですが、フレイルが気になる世代の人たちに1つだけやってほしい運動（筋トレ）が、スロースクワットです。

スロースクワットは、スクワットをゆっくり行うことによって筋力アップの効果を高め、さらに筋肉内の脂肪（脂肪筋）を取り除く効果があります。

1回の動作は10秒。これを5回続けて1セットなので、トータルで1分もかからない運動です。

これくらいなら、誰でもできると思いましたが、運動嫌いの人はこれでもなかなかやらない人が多いのです。

スロースクワットは最初はキツくて5回続けられない（続ければすぐできるようになる）ので、早々に挫折してしまうのでしょう。

そこで新たに考えたのが、イスを使ったスロースクワットです。最後はイスに座るので、筋力が衰えている人でも、転んでケガをする心配がありません。

イスから立ち上がった姿勢から、ゆっくりひざを曲げていき、座面ギリギリのところで10秒キープしてからイスに座ります。そして10秒休んでから、反動をつけずにゆっくりと立ち上がります。これを5回繰り返すだけです。

最初のうちは座面ギリギリで10秒キープができない人もいると思いますが、その場合は5秒キープでも3秒キープでもかまいません。だんだんできるようになってきます。

腹筋と背筋を強化するドローイン

もう1つやってほしい運動があります。歩いているときでもできますし、後述するウォーキングをしながらできるので、そんなに大変ではないと思います。

それはドローインといって、お腹を引っ込める運動です。腹筋と背筋を強化する運動で、続けていると姿勢がよくなり、腰痛も改善します。

ドローインのやり方で、呼吸について細かな指示をされる方もいますが、栗原式ドローインでは、呼吸は適当でよいことにしています。

イスを使った
スロースクワットのやり方

❶

イスに浅く腰かけられるくらいの位置に、足を肩幅くらい開いて立つ（一度座った状態から立ち上がり、位置を決めるとよい）。両手はイラストのように胸の前でクロスさせるか、頭の後で組んでもよい

＊イスは座面の高さが、ひざより低いものがお勧め

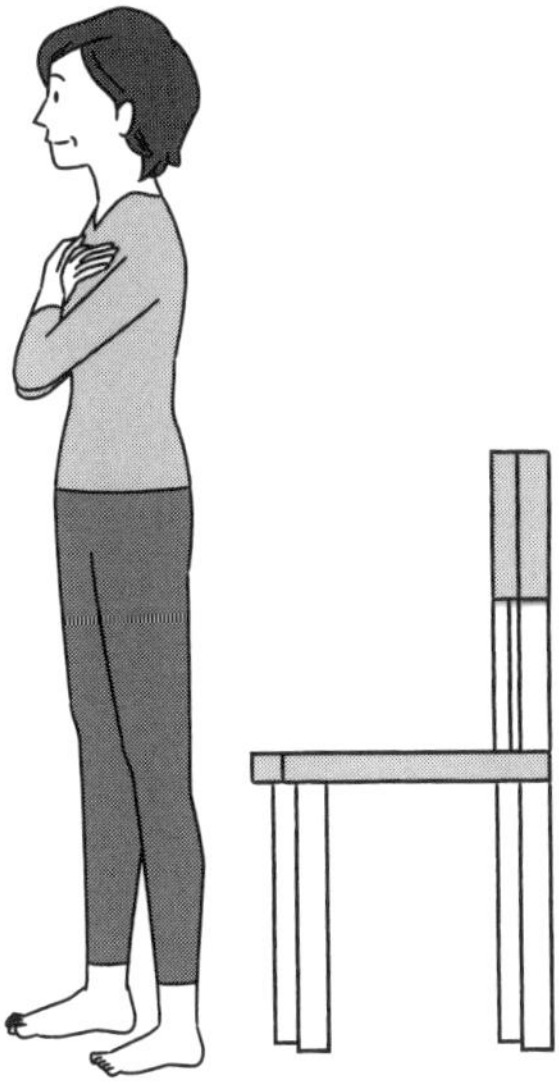

1セット

10秒キープ×5回

1日2セット

❷

ひざは
つま先より
前に
出ないように

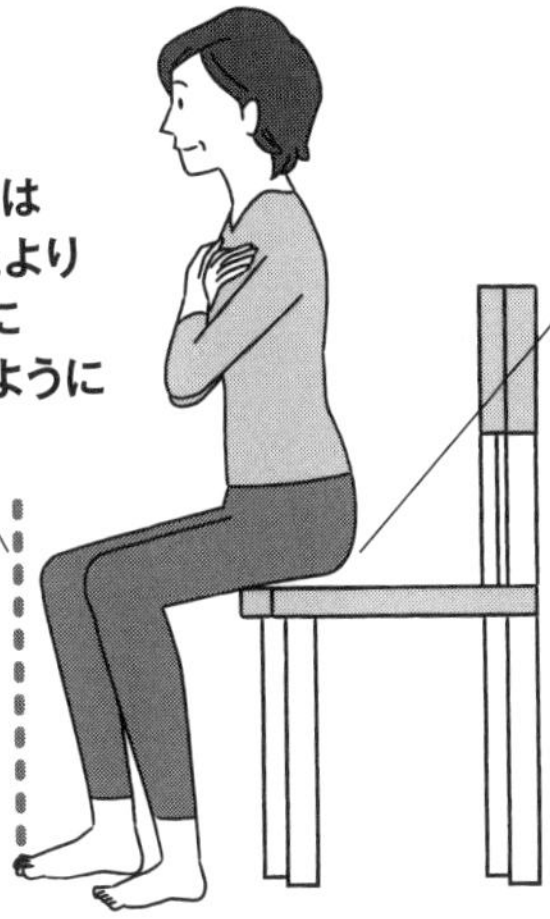

座面につくギリギリで
止める

1の姿勢から、できるだけゆっくりとひざを曲げ、お尻がイスの座面につかないギリギリのところで止めて、10秒キープ。その後、イスに座り、10秒休んでから反動をつけずに立ち上がり、同じ動作を5回繰り返して1セット

＊ひざを曲げるときはお尻をつき出すようなイメージで。ひざはつま先よりも前に出ないように

それよりもお腹をしっかりへこませることが大事。お腹をへこませることに集中すると、呼吸は自然についてくるので心配いりません。

自宅で座っている時間が長い人は、1時間に1回は立ち上がって、ドローインをやることをお勧めします。ストレッチ効果もあり、腰痛を防ぎます。

場所を選ばないので、台所に立っているときにドローインをするのもよいでしょう。でも一番よいのは、ウォーキングの途中でのドローインです。

栗原式ウォーキングの勧め

2つ運動を紹介しましたが、もう1つやってほしいのがウォーキングです。ウォーキングは有酸素運動といって、酸素を取り込みながら行う運動の1つです。取り込んだ酸素が脂肪を燃やすので、ダイエット効果もあります。

ウォーキングというと特別感がありますが、要は散歩だと考えてください。そして、散歩の合間に、ドローインをやるのです。タイミングとしては、信号待ちのときや、立ったまま少し休むときにドローインをするとよいでしょう。

姿勢がよくなり腰痛も改善

ドローインのやり方

**お腹に手を当てて
へこみを確認**

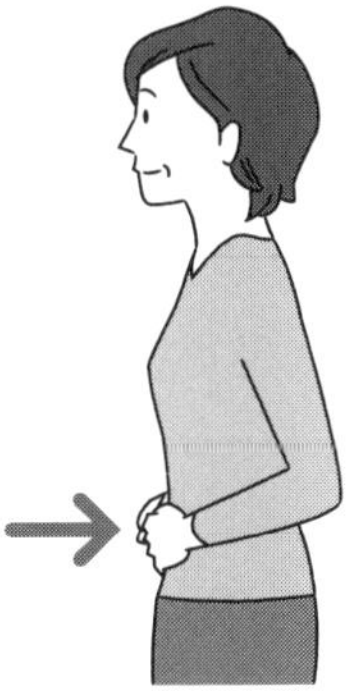

最初のうちはお腹に手を当てて、しっかりへこんでいるか確認するとよい

1セット

10秒キープ×5回

1日3セット

背筋をまっすぐ伸ばして立ち、肛門をギュッと締めたまま、お腹を凹ませて10秒キープ。その後、緊張を解いて10秒休む。これを5回繰り返して1セット

＊呼吸をしながら行うというやり方もあるが、呼吸は意識しなくてよい。お腹をへこませることだけに集中

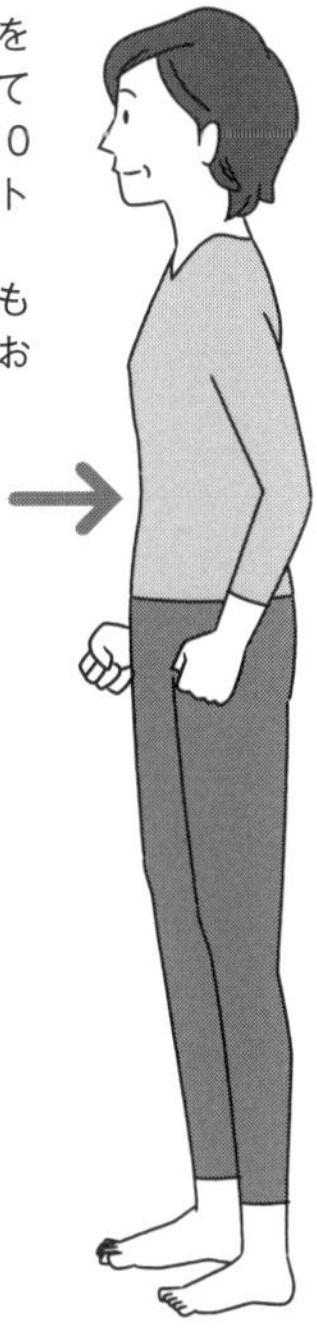

**座っているときも
できる**

背すじを伸ばした姿勢で行う。座りながら作業しているときも、1時間に1回くらいはドローインでリフレッシュ

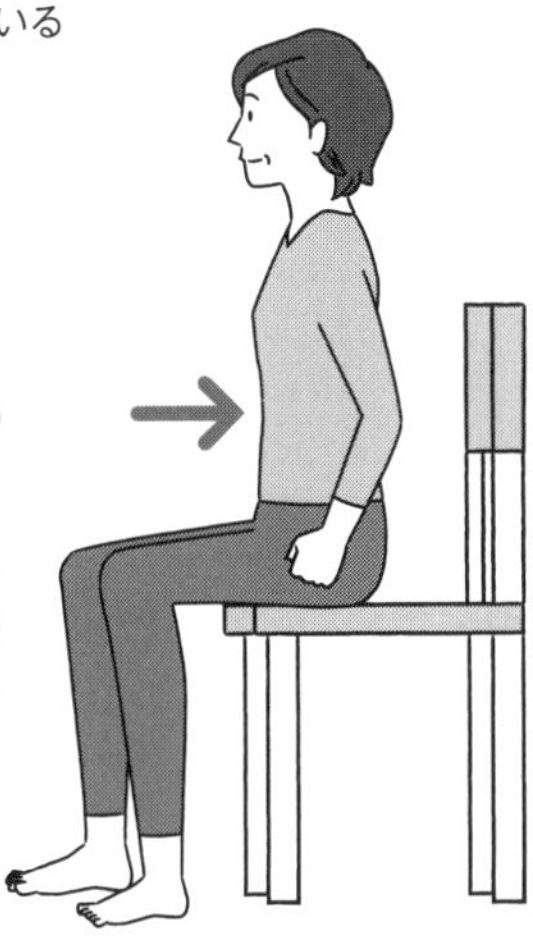

歩くだけでも筋力を維持する効果はそれなりにありますが、心肺機能も高めたいので、少し息が上がるくらいの負荷もかけてあげましょう。やり方は簡単で、息が上がるくらい早足で歩くのと、普通に歩くのを繰り返すだけです。

ウォーキングの本などには、3分速歩きして、3分普通に歩くのを繰り返すやり方を勧めているものもありますが、別に3分と決める必要はありません。早足で歩くのが苦しくなったらゆっくり歩く。それを散歩の途中に5回ほど繰り返すだけでよいのです。散歩の間じゅうやる必要はありません。

街を歩いて、会話して、人生を楽しく

コロナ禍の3年間を経て、みんな歩く時間が少なくなったように思います。普段から歩いていないと、足の筋力はたちまち低下します。

歩かないで家にいる時間が増えると、エネルギーもあまり消費しないので、お腹もあまり空きません。そこから食べることへの興味を失い、オーラルフレイルが始まる人もいます。そうなると食べる力はどんどん弱っていきます。

家にばかりいると、人とのつきあいも少なくなり、会話も少なくなります。しゃべるための筋肉は、食べるための筋肉でもあるので、会話がないと食べる力はますます低下します。また社会から孤立することで、第2章で述べた社会的フレイルも進み、認知症のリスクも高まります。

食べる力を維持したり、高めたりするには、家から外に出ることが大事です。家から出なければ外食も楽しめませんよね。

運動不足を解消するからと、近所を散歩するだけでなく、積極的に街に出てみましょう。そして、いろんな人と会話して、人生を楽しみましょう。

歩いて、人としゃべって、お腹を空かせて、食べる力を高めましょう。70歳を過ぎても、毎日を元気でイキイキと過ごしたいのなら、街に出かける生活を取り戻すことが大事なのです。

栗原 毅（くりはら・たけし）

1951年新潟県生まれ。北里大学医学部卒業。東京女子医科大学で消化器内科学、特に肝臓病学を専攻し、同教授を歴任、2007年より慶應義塾大学教授。2008年に消化器病、メタボリックシンドロームなどの生活習慣病の予防と治療を目的とした「栗原クリニック東京・日本橋」を開院。『1週間で勝手に痩せていく体になるすごい方法』（日本文芸社）など著書多数。

栗原 丈徳（くりはら・たけのり）

1982年、東京都生まれ。鶴見大学歯学部卒業。慶應義塾大学大学院政策・メディア研究科中退。栗原ヘルスケア研究所所長・歯科医師。「予防歯科」「食と健康」をテーマに活動をしている。とくに「口の健康と全身疾患との関連性」に興味を示す。大学や介護施設などで講演も行っている。日本抗加齢医学会、日本咀嚼学会、日本摂食嚥下リハビリテーション学会会員。

70歳の壁を越える 食べる力

2023年11月25日　初版第一刷発行

著　者　栗原毅　栗原丈徳
発行者　三輪浩之

発行所　株式会社エクスナレッジ
〒106-0032　東京都港区六本木7-2-26
https://www.xknowledge.co.jp/
問合先　編集 TEL.03-3403-6796　FAX.03-3403-0582
販売 TEL.03-3403-1321　FAX.03-3403-1829
info@xknowledge.co.jp

無断転載の禁止
本誌掲載記事（本文、写真等）を当社および著作権者の許諾なしに無断で転載（翻訳、複写、データベースへの入力、インターネットでの掲載等）することを禁じます。
©Takeshi kurihara Takenori kurihara 2023